LEÇONS

SUR

L'ÉTIOLOGIE ET LA PROPHYLAXIE

DE LA

FIÈVRE JAUNE

DONNÉES A LA FIN DE
L'ANNÉE 1884 AUX ÉLÈVES DE CLINIQUE INTERNE

PAR LE

Dr. MANUEL CARMONA Y VALLE

Professeur de Clinique Interne à la Faculté de
Médecine de Mexico.
Membre de l'Académie de Médecine, Ancien Sénateur, Ancien Président du Conseil Municipal,
Membre de plusieurs Sociétés Scientifiques nationales et étrangères, etc., etc.

———

Augmentées de plusieurs notes sur des faits observés postérieurement, et d'une
PREFACE écrite par

M. LE DR. D. EDUARDO LICEAGA

———

Ornées de
6 photographies et de 2 Chromolithographies

MEXICO

IMP. DU MINISTÈRE DES TRAVAUX PUBLICS
Calle de San Andrés núm. 15.
———

1885

LEÇONS

SUR

L'ÉTIOLOGIE ET LA PROPHYLAXIE

DE LA

FIÈVRE JAUNE

DONNÉES A LA FIN DE
L'ANNÉE 1884 AUX ELEVES DE CLINIQUE INTERNE

PAR LE

Dr. MANUEL CARMONA Y VALLE

Professeur de Clinique Interne à la Faculté de
Médecine de Mexico.
Membre de l'Académie de Médecine, Ancien Sénateur, Ancien Président du Conseil Municipal,
Membre de plusieurs Sociétés Scientifiques nationales et étrangères, etc., etc.

———

Augmentées de plusieurs notes sur des faits observés postérieurement, et d'une
PREFACE écrite par

M. LE DR. D. EDUARDO LICEAGA

———

Ornées de
6 photographies et de 2 Chromolithographies

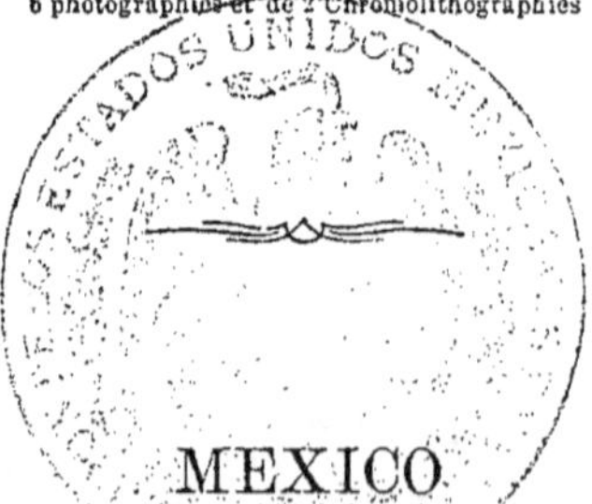

MEXICO

IMP. DU MINISTÈRE DES TRAVAUX PUBLICS
Calle de San Andrés núm. 15.

———

1885

LEÇONS

SUR

L'ÉTIOLOGIE ET LA PROPHYLAXIE

DE LA

FIÈVRE JAUNE

DONNEES A LA FIN DE
L'ANNEE 1884 AUX ELEVES DE CLINIQUE INTERNE

PAR LE

DR. MANUEL CARMONA Y VALLE

Professeur de Clinique Interne à la Faculté de
Médecine de Mexico.
Membre de l'Académie de Médecine, Ancien Sénateur, Ancien Président du Conseil Municipal,
Membre de plusieurs Sociétés Scientifiques nationales et étrangères, etc., etc.

Augmentées de plusieurs notes sur des faits observés postérieurement, et d'une
PREFACE écrite par

M. LE DR. D. EDUARDO LICEAGA

Ornées de
6 photographies et de 2 Chromolithographies

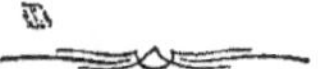

MEXICO

IMP. DU MINISTÈRE DES TRAVAUX PUBLICS
Calle de San Andrés núm. 15.

1885

A Monsieur le Général Porfirio Diaz, Président de la République.

Mexico, 20 Février 1885.

Monsieur le Président:

Le désir que j'ai de contribuer, dans la limite de mes moyens, au bien de l'humanité et aux progrès de la science dans notre pays, m'a engagé à publier les leçons sur l'étiologie et la prophylaxie de la fièvre jaune que j'ai données l'année dernière aux élèves qui ont suivi le cours dont je suis chargé. Comme ce sujet intéresse le Mexique d'une manière évidente et qu'il peut avoir pour lui des résultats transcendants, j'ai cru devoir vous dédier ce travail, aussi bien pour la considération respectueuse et l'affection sincère que j'ai vouées au premier Magistrat de la République, que pour le bienveillant accueil que vous avez toujours daigné faire à mes modestes productions.

J'ose donc espérer, Monsieur le Président, que vous voudrez bien excuser la grande liberté que je prends de placer ces pages sous votre patronage, et de vous en offrir la dédicace.

J'ai l'honneur d'être, Monsieur le Président,

Votre ami tout dévoué et très obéissant serviteur.

MANUEL CARMONA Y VALLE.

Secretaría Particular del Presidente de la República Mexicana.

Mexico, 25 Février 1885.

Monsieur le Docteur Manuel Carmona y Valle.

Mexico.

Mon estimable ami:

J'ai pris connaissance de votre aimable lettre en date du 20 courant, par laquelle vous me faites part de votre gracieuse intention de me dédier les importantes études que vous avez faites sur la fièvre jaune, études qui ont été couronnées par le plus brillant succès, puisque vous êtes parvenu à trouver le moyen tant cherché d'annihiler cette terrible maladie, fléau de nos côtes qui, pendant si longtemps a opposé une puissante barrière à la marche du progrès, surtout en ce qui regarde le commerce de la zône où règne cette endémie.

Je vous suis profondément reconnaissant de la marque d'estime que vous me donnez, et je saisis avec plaisir cette occasion pour vous envoyer les salutations et l'assurance de la sincère amitié

De votre serviteur,

Signé: PORFIRIO DIAZ.

PRÉFACE.

—

Les leçons de clinique que publie aujour-
d'hui M. le docteur Carmona portent le
cachet de son caractère: l'honnêteté dans
l'exposition des faits, la sagacité dans ses
appréciations, et la rectitude dans ses conclusions. Le style est facile, clair, précis
quant à la forme. En voici le fond: Choisir
pour l'étude un fait clinique qui se présente
très rarement dans les hôpitaux de notre
capitale, la fièvre jaune; l'exposer et le présenter avec beaucoup de clarté; analyser un
symptôme avec la plus grande exactitude,
par exemple, la couleur jaune d'où la maladie a tiré son nom; chercher la cause qui
lui a été assignée, la trouver insuffisante;
en signaler une autre qui explique toutes
les circonstances, y compris l'augmentation

de la coloration après la mort; rechercher la cause de la rareté et de l'absence de l'urine; en trouver l'explication satisfaisante, et en même temps, celle d'un grand nombre des symptômes les plus importants de la maladie; exposer une théorie toute nouvelle et très ingénieuse de la tendance aux hémorragies, et la démontrer expérimentalement.

Mais ce n'est pas tout: la coloration jaune, la suppression de l'urine, la tendance aux hémorragies ont une seule et même cause, c'est la présence dans le sang, dans toutes les humeurs, dans les viscères, d'un petit corps qui n'a pas été décrit, d'un organisme vivant, d'un microbe.

L'auteur fait la description de cet organisme, il étudie son développement, ses caractères propres, ceux qui le distinguent de tous les autres, sa résistance aux agents naturels et aux réactifs; il fait son histoire naturelle et le classifie; cependant, il ne peut pas le faire se reproduire, bien qu'il imite les conditions de température et de pression dans lesquelles ce microbe vit d'ordinaire, et pourtant ces conditions le modifient et le font grandir. Mais des observateurs intelligents et impartiaux, placés sur un autre théâtre que le docteur Carmona, sur les côtes du Pacifique, ont remarqué que le champignon ne végète pas comme celui d'ici, quand le *vomito* n'existe pas, mais qu'il germe lorsque le terrible mal fait son apparition. Le végétal, ne rencontrant point à Mexico ni sur les hauteurs, les conditions nécessaires à son existence, ne peut y vivre, et c'est pour cela que le *vomito* n'est point observé dans ces altitudes.

Le docteur Carmona relie les faits qu'il a observés à ceux que lui communiquent MM. Ponce de Leon et Paliza, et réunissant les anneaux de la chaîne, il découvre que le végétal qu'il a étudié à Mexico, et celui des côtes du Pacifique ou des bords du Golfe ne forment qu'un seul et même individu, mais avec des transformations différentes et communes à quelques uns de ces organismes.

Quelle observation pour épier les faits! quelle perspicacité pour les interpréter! quel génie pour établir les expérimentations d'épreuve et de contre-épreuve, pour arriver à démontrer l'étiologie de la fièvre jaune!

Puis, après avoir obtenu ce résultat, avec

quelle clarté il retrace le développement de la maladie, de préférence dans certaines localités, l'apparition et la disparition des endémies, l'extension des épidémies, les cas d'infection par les navires. A ce propos, il raconte les histoires—(autrefois traitées de mystérieuses)—de vaisseaux qui, portant la maladie, la voyaient disparaître dans les hautes latitudes et pendant les grands froids, et qui la voyaient reparaître dans les zônes chaudes; et il cite une multitude de faits que l'hygiène consigne, mais qu'elle ne pouvait expliquer. La pathologie générale peut expliquer aujourd'hui l'immunité dont jouissent ceux qui ont souffert des fièvres graves en général et de la fièvre jaune en particulier.

L'auteur fait une étude spéciale des moyens conseillés par l'hygiène pour éviter la propagation du fléau; il les trouve inefficaces, et il en signale quelques uns qui pourraient être utilisés. Au début de ses études, il a recours à l'inoculation du champignon comme moyen prophylactique; la découverte des transformations du microbe lui explique l'absence d'accidents graves chez les inoculés et lui fait d'autant plus concevoir l'espérance d'avoir rencontré le véritable préservatif du *vomito* que, jusqu'à ce jour, de toutes les personnes inoculées, aucune n'a été attaquée, bien qu'ayant résidé sur les côtes du Pacifique, à Veracruz ou à la Havane.

On dit dans le monde scientifique que le docteur Freire, du Brésil, a eu le premier l'idée de l'inoculation du microbe comme mesure prophylactique, mais nous pouvons hautement revendiquer cette priorité pour notre compatriote, ainsi que le démontrent clairement les bulletins de la *Gaceta Médica* organe de l'Académie de Médecine de Mexico, où M. le Dr. Carmona a fait sa première communication écrite, le 26 Octobre 1881.

Les idées de M. Carmona sont empreintes du cachet de l'originalité, et il ne leur a manqué aucune des circonstances qui accompagnent toutes les grandes découvertes; on a été jusqu'à discuter vivement les faits, que l'on a accusés d'être mal observés et de ne point s'adapter aux méthodes inventées par des savants de premier ordre. On lui a même reproché d'avoir pu voir ce que tous les autres n'avaient pas vu avant lui, comme si ce n'était pas précisément en cela que consiste le mérite des découvertes!

Voici pourquoi j'écris cette préface pour le livre de M. Carmona. Je l'écris pour supplier les médecins de le lire et de ne pas le condamner avant de l'avoir étudié; pour demander qu'aux faits, on oppose des faits; aux expérimentations, des expérimentations nouvelles; aux considérations qu'il présente, des considérations plus exactes; en un mot, pour demander la discussion raisonnée et scientifique, telle que la désire l'auteur.

S'il s'est trompé, comme peuvent se tromper tous les hommes, j'invoque en sa faveur l'inattaquable bonne foi avec laquelle il s'est dédié à l'étude au milieu des occupations assidues de sa profession et le mérite d'avoir erré en suivant rigoureusement les préceptes scientifiques, d'après une ligne sinon égale, du moins parallèle à celle des Pasteur et des Koch. Mais si les idées que défend le Dr. Carmona trouvent leur confirmation dans la science, son nom brillera dans l'avenir à côté de celui de l'illustre Jenner.

Eduardo Liceaga.

PREMIÈRE LEÇON.

—

Messieurs,

Quelques uns d'entre vous sont venus me prier de vouloir bien, avant de terminer le cours de cette année, consacrer quelques leçons destinées à vous faire connaître le résultat de mes recherches sur la fièvre jaune.

Comme professeur de clinique interne, je ne devrais seulement m'occuper que de l'étude des malades qui entrent dans nos salles, et par malheur, en ce moment, nous n'avons aucun sujet atteint de *vomito noir*. Malgré cela, je crois opportun de nous écarter un peu de notre mission officielle pour consacrer quelque temps à l'étude de cette maladie qui, pour ne nous offrir présentement aucun cas, n'en a pas moins une très grande importance. En outre, plusieurs d'entre vous, après avoir terminé leurs études, rentreront dans leurs foyers pour aller exercer la médecine sur différents points de la côte où la fièvre jaune est endémique.

Placés sur le théâtre le plus propre à l'étude de notre terrible maladie, vous pourrez, Messieurs, dans de telles conditions, devenir pour moi de précieux collaborateurs, car vous serez à même de ratifier ou d'infirmer les résultats auxquels je suis arrivé.

Le 3 Juin 1881, notre chef de clinique, M. le Dr. Mejia, m'informait que le lit n? 8 de notre salle de clinique se trouvait occupé par un malade qui venait d'arriver de Veracruz et qui semblait atteint de *vomito noir*. Je m'y rendis immédiatement, accompagné de tous les étudiants qui, cette année-là, suivaient le cours de clinique interne, et nous procédâmes aussitôt à l'étude du sujet avec toute l'attention et tout le scrupule qui nous sont habituels à l'égard de tous les malades.

Le hasard voulut que le même jour, une autre personne attaquée de la même maladie, descendît dans un hôtel de la rue de San Francisco. M. le Dr. Pulido qui, à cette époque, suivait notre cours, nous invita le Dr. Mejia et moi, à l'accompagner auprès de ce malade. J'ai donc eu l'occasion d'observer deux cas de fièvre jaune à la fois, ce qui m'a permis d'en comparer les symptômes et la marche, ainsi que les résultats.

des différents examens et des analyses dont je m'occuperai plus loin.

Je n'ai pas l'intention de vous décrire le tableau symptomatologique de la maladie, ni de vous en raconter la marche; je ne m'arrêterai pas non plus pour vous faire connaître les différentes idées que les auteurs admettent sur son origine. Je veux vous parler exclusivement de mes investigations particulières et des résultats que j'ai obtenus.

Je vais donc essayer de suivre, autant que possible, l'ordre chronologique de mes recherches. Je tâcherai de ne m'en écarter que dans les cas absolument nécessaires, et pour donner plus de clarté au sujet que je traite.

Je savais que les médecins n'étaient pas tous d'accord sur la nature de la matière noire rejetée par l'estomac des malades attaqués du *typhus icteroïdes*, et je désirais m'en former une idée par l'examen de la matière elle-même.

J'ai recueilli les matières vomies par les deux malades, dans l'intention de contrôler l'opinion la plus universellement acceptée: que la coloration noire du vomissement est due à la présence du sang. L'étude microscopique des deux spécimens de vomissements noirs m'a convaincu qu'ils ne renfermaient aucun des éléments du sang que le microscope aurait pu nous faire connaître. De même, dans les différentes préparations que

j'ai faites, il n'est pas apparu le moindre glo-
bule sanguin, soit normal, soit altéré dans sa
forme.

Ces résultats auraient sans doute pu me convaincre que les vomissements noirs n'étaient
pas dûs à une hémorragie gastrique, mais dé-
sireux de pousser plus loin mes observations, je
résolus d'étudier ces matières au spectroscope,
et à cet effet, je m'adjoignis les Drs. Orvañanos
et Ramirez Arellano Juan José. Le spectroscope dont nous avons fait usage est celui qui
existe au Laboratoire du Conseil Supérieur de
Salubrité.

Vous savez, Messieurs, la facilité avec laquelle cet instrument révèle les quantités les plus
infimes de la matière colorante du sang par la
présence des raies, dites de réduction. Eh bien,
après une étude des plus minutieuses, nous
avons pu nous convaincre que ces matières ne
renfermaient pas le plus petit vestige de matière colorante du sang. Je suis donc autorisé
à vous assurer que le vomissement de matières
noires, caractéristique de la fièvre jaune, n'est
pas dû à la présence du sang dans les matières
rejetées par l'estomac.

Malgré cette conclusion, je n'ai pas l'intention de nier l'existence de la véritable hématé-
mèse dans la fièvre jaune. Il y a certainement
dans cette maladie une grande tendance aux

hémorragies, et l'épistaxis est très communément observée comme un de ses symptômes;
on remarque aussi des pétéchies, et les praticiens nous parlent d'écoulements de sang par la
langue et même par les conjonctives. Plus tard,
peut–être expliquerons–nous ces tendances hé-
mophiliques, et alors il ne semblera pas étrange que parfois on observe de véritables héma-
témèses; mais quand bien même nous nous trou-
verions en présence de véritables hémorragies
gastriques, nos observations nous disent que le
vomito noir peut exister sans qu'une seule goutte de sang soit répandue dans la muqueuse gastrique.

Dans le cas où la matière noire n'est pas due
au sang, qu'est-ce qui peut donner cette coloration au vomissement? C'est une question que
nous pourrons sans doute résoudre plus tard.

Comme vous le savez tous, la fièvre jaune a
été considérée comme une fièvre essentielle,
c'est-à-dire, comme un mouvement fébrile dont
la cause ne s'explique par la souffrance d'aucun organe.

Dans toutes les fièvres essentielles, on note
une augmentation dans la perte quotidienne de
l'urée par les urines, et ce phénomène s'explique par l'augmentation des combustions dans
l'organisme. En Europe, à l'état normal, on
perd 32 grammes d'urée, terme moyen. Des

analyses faites à Mexico nous démontrent que chez nous, la perte moyenne est un peu moindre, car elle n'est seulement que de 28 grammes, terme moyen.

Ce principe admis, il fallait supposer que le malade atteint de fièvre jaune éliminerait plus de 28 grammes d'urée en 24 heures. Grand a été mon étonnement, lorsqu'en dosant l'urée contenue dans les urines de mes deux malades, j'ai trouvé des résultats entièrement différents. En effet, le malade de l'hôpital ne perdait en 24 heures que 10 grammes d'urée, et celui de la rue de San Francisco, 12 grammes dans le même espace de temps.

Pour faire ces analyses chimiques, je me suis associé avec l'habile professeur de pharmacie, M. Donaciano Moralès. A l'aide de l'hypobromite de soude, nous avons déterminé d'abord la proportion d'urée contenue dans 1000 parties d'urine; puis ensuite, comme nous connaissions la quantité d'urine rendue en 24 heures, il nous a été facile de déduire la proportion d'urée perdue pendant ce même temps.

Ce résultat obtenu, j'avais besoin de m'assurer si la diminution de la perte d'urée était due à la formation, dans l'organisme, d'une moindre quantité de ce dernier principe, ou si cette diminution provenait d'un obstacle quelconque opposé à son élimination.

Vous n'ignorez pas que l'urée est le principe le plus avancé de l'oxygénation des éléments quaternaires, et que ce principe peut se rencontrer dans tous les organes de l'économie, mais que c'est dans le foie qu'on le trouve en plus grande quantité.

De là, l'urée passe dans le torrent circulatoire et les reins sont les organes chargés de son élimination.

Pour résoudre le problème que je m' étais posé, et afin de pouvoir déterminer si, dans la fièvre jaune, il se formait moins d'urée que dans l'étal normal, ou s'il y avait un obstacle à son élimination, il fallait m' assurer des proportions d'urée contenues dans le foie et dans le sang. des deux malades de la fièvre jaune, puis les comparer avec l'état normal. J'ai pu voir dans les traités de physiologie que le sang normal contient (0, 17) dix-sept centièmes d'urée pour 1000 parties de sang, mais je n'ai trouvé nulle part dans quelles proportions ce principe se rencontre dans le foie. Il m'a donc fallu entreprendre un travail spécial pour éclaircir ce point.

Le cadavre d'un homme mort accidentellement nous servit à cette fin. Après une analyse minutieuse, nous avons trouvé $1\frac{1}{2}$ d'urée pour 1000 parties de parenchyme hépatique. Avec la proportion moyenne d'urée contenue dans le foie et dans le sang à l'état normal, il était facile d'établir une comparaison avec les résultats obtenus sur les deux malades de la fièvre jaune. Le foie du sujet mort à l'hôpital a donné 2,66 pour 1000; celui du malàde mort dans la rue de San Francisco contenait 2,15 pour 1000. Vous voyez donc que ces foies renfermaient plus du double de la quantité d'urée qui existe à l'état normal.

Voyons quelles étaient les proportions d'urée contenues dans le sang de ces malades, sans oublier que dans le sang normal, il y a 17 centièmes pour 1000.

Eh bien! dans le sang du malade de l'hôpital, nous avons trouvé 2,11 pour 1000, et dans celui de l'hôtel de la rue de San Francisco, il y avait 1,71 pour 1000: proportions beaucoup plus grandes que celles de l'état normal.

Vous savez que dans l'état normal, le foie est l'organe chargé de la formation de l'urée, sinon dans sa totalité, du moins dans sa majeure partie. On trouve également de l'urée dans les muscles, mais en quantité minime. En clinique, dans les affections hépatiques, nous nous servons fréquemment de cette propriété du foie comme d'un élément de diagnostic pour constater si ce viscère est, ou non, désorganisé. Dans les cirrhoses ordinaires du foie, dans les scléroses intercellulaires et dans les grands abcès du foie, la proportion d'urée éliminée par les reins diminue considérablement, et ce principe est si exact que l'on peut juger de l'importance de la désorganisation du foie par la diminution de la perte quotidienne de l'urée dans l'urine. Vous avez été témoins d'un cas de ce genre chez un malade occupant le numéro 16 de notre salle. Vous vous rappelez qu'en l'examinant, nous avons trouvé une tumeur qui, en raison de son siége et de sa forme, pouvait avoir été prise pour une distension de la vésicule biliaire. Rappelez-vous aussi que par ses antécédents, ce malade nous offrait des symptômes ayant beaucoup de ressemblance avec la colique hépatique, et que sans une légère fièvre qui augmentait toutes les nuits et une douleur dans le neuvième espace intercostal droit, sur la ligne axillaire, nous aurions facilement admis l'existence d'une obstruction des voies biliaires par la présence d'un calcul hépatique. Mais comme le mécanisme du point intercostal douloureux ne nous expliquait pas cette hypothèse, nous nous sommes proposé de rechercher la proportion d'urée perdue par ce malade, en 24 heures. Après l'analyse, nous avons constaté une diminution perceptible d'urée qui s'est soutenue dans les deux ou trois analyses que nous fîmes successivement ensuite. D'où j'ai déduit que le foie était plus ou moins désorganisé, et comme cette désorganisation ne pouvait s'expliquer par la rétention

de la bile dans la vésicule, j'ai supposé que ladite tumeur était formée par un abcès du foie.
La ponction ayant été pratiquée sur le point
douloureux de l'espace intercostal, nous avons
obtenu environ 250 grammes de pus hépatique.
L'état du malade s'améliora, mais au bout d'un
mois, la tumeur reparut et le léger mouvement
fébrile recommença. Nous fûmes obligés de
faire une autre ponction qui nous donna 200
grammes de pus. Depuis ce jour, la guérison
fut complète.

Il est donc bien démontré que les affections
du foie, qui détruisent une partie plus ou moins
grande du parenchyme hépathique, déterminent toujours la diminution de la perte d'urée
en 24 heures. Or, en supposant que dans la fièvre jaune, le foie contienne une proportion d'urée
plus grande que celle qui existe dans l'état normal, on peut logiquement en déduire que la fièvre jaune ne le désorganise pas en le rendant
graisseux, comme on l'a supposé, et que la diminution de la perte d'urée doit être cherchée
ailleurs. De plus, nous avons vu que le sang
des deux malades du *typhus icteroïdes* était sur-
chargé d'urée; nous pouvons donc conclure de
tout cela que ce sont les reins qui empêchent
l'élimination de l'urée.

Nous verrons plus tard comment l'anatomie
pathologique vient corroborer cette déduction.

Arrêtons–nous un instant pour considérer les conséquences que peut avoir cet état d'urémie chez nos malades. Vous vous souvenez, sans doute, des expériences de Bernard sur les animaux auxquels il extirpait les reins. L'urée, par conséquent, s'accumulait dans le sang. Il apparaissait chez eux un mouvement fébrile, de l'agitation, des nausées, et les vomissements étaient de *couleur noire*. Vous vous rappelez également que dans les cas d'urémie, l'urée s'élimine par la muqueuse gastrique, s'y décompose et se transforme en carbonate d'ammoniaque, d'où il résulte une sensation de chaleur et de constriction à l'épigastre, pyrosie et vomissements incoërcibles. N'oubliez pas non plus que l'urémie a sa forme cérébrale, dans laquelle dominent la céphalalgie, le délire et les convulsions. Comparez ces symptômes avec ceux de la fièvre jaune, et vous leur trouverez une grande analogie. Rappelez–vous enfin cette douleur intense par laquelle commence fréquemment le *vomito noir*, douleur qui, jusqu'à présent, n'a pu être expliquée d'une manière satisfaisante, et qui est très probablement due à l'hypérémie des reins.

Pour que vous puissiez vous former une idée bien nette de l'importance de cette proportion de 2,66 pour 1000 d'urée dans le sang, je vais vous citer l'expérience suivante:

Un chien, dont le sang artériel contenait 0,26 pour 1000 d'urée, a subi l'extirpation des deux reins. Trente heures après, à l'approche de la mort, en examinant son sang, on a trouvé qu'il renfermait 2,80 d'urée pour 1000 parties.

Réfléchissez d'abord qu'il y avait dans le sang de cet animal une proportion plus grande (0,26) d'urée que chez l'homme dont la proportion moyenne, ainsi que je vous l'ai dit précédemment, est de 0,17 à 0,18. A l'approche de la mort, le sang contenait 2,88 pour 1000, et cette proportion n'est pas de beaucoup supérieure à celle de 2,66 que nous avons rencontrée chez notre premier malade.

Il ne sera donc pas exagéré de dire que le sang d'un malade de fièvre jaune peut contenir une proportion d'urée égale à celle que l'on a trouvée chez un animal qui a subi l'extirpation des deux reins.

Je ne veux pas laisser ce sujet sans vous faire voir que dans d'autres cas de la même maladie, j'ai toujours rencontré une diminution identique dans la perte de l'urée par l'urine, et par conséquent, son accumulation dans le sang.

J'avais demandé à plusieurs amis de Veracruz de m'envoyer de l'urine de différents malades de fièvre jaune, en ayant bien soin de me remettre toute la quantité évacuée en 24 heures. J'ai reçu d'abord 430 grammes d'une

urine qui contenait 25,30 d'urée, soit 430 centimètres cubes, correspondants à 10,88 comme
perte d'urée en 24 heures. Vint ensuite un autre
spécimen de 716 centimètres cubes, contenant
27,3 pour 1000 d'urée et dans lequel, par conséquent, la perte quotidienne était de 19 grammes,
55 centigrammes. Par malheur, je n'ai pu savoir
la gravité du malade chez lequel la diminution
d'urée n'était pas très considérable. On m' envoya ensuite 320 centimètres cubes qui ne contenaient que 9,4 d'urée pour 1000: par la même raison, à ces 320 centimètres cubes, urine de
tout le jour, il ne correspondait que 3 grammes
d'urée, quantité infiniment petite comparée avec
celle de l'état normal. J'ai reçu dans le dernier
envoi 315 grammes de liquide qui contenaient
34 pour 1000 d'urée et dans lesquels par conséquent, la perte d'urée en 24 heures était de 10
grammes, 71 centigrammes.

Tous ces faits vous disent que chez tous les
malades de fièvre jaune, il y a toujours une diminution plus au moins grande de la perte
d'urée en 24 heures.

Chez l'un, cette diminution d'urée n'a pas été
très considérable, puisque la perte n'a été que
d'environ 20 grammes en 24 heures, mais chez
d'autres, la diminution a été beaucoup plus exa-
gérée, puisque chez l'un d'eux, cette perte n'a
été seulement que de 3 grammes dans toute la

journée. Comparez ces quantités avec celle de 28 à 30 grammes, qui est la normale; considérez qu'il s'agit d'une maladie dans laquelle la température s'élève presque toujours à 40°, et même quelquefois plus, et, où par la même raison, le chiffre de la perte quotidienne devrait être plus grand que celui de la physiologique, et vous comprendrez alors qu'il n'est pas exagéré de dire que dans le *vomito noir*, il y a toujours accumulation d'urée dans le sang.

Le 21 Août de cette même année de 1881, le hasard nous amena un malade, nommé Zeferino Vasquez, âgé de 28 ans, naturel de Mexico.

Il travaillait, depuis un an, au chemin de fer de Tehuantepec et avait été récemment employé à Calzada Vieja, près de Minatitlan. On l'avait envoyé de ce point à Mexico, afin d'y engager des travailleurs, et il assurait qu'à l'endroit où il travaillait, il n'y avait aucun cas de fièvre jaune. Pour se rendre à Mexico, il était venu par mer jusqu'à Veracruz. Débarqué dans cette ville, le jeudi 18 Août, à 2 heures de l'après-midi, il en était reparti le soir même, par le train de 11 heures. En arrivant à Cordova, le vendredi 19, au point du jour, il se sentit pris de frissons, de faiblesse et d'un abattement général. Arrivé à Mexico, le vendredi soir, le lendemain samedi, quoique malade, il se mettait en devoir de s'occuper de sa mission. Dans la nuit, il se sentit plus malade, et le mal empira pendant les journées du dimanche et du lundi. Ce n'est que dans l'après-midi du mardi 23, qu'il s'est présenté à la consultation de M. le Dr. Mejia, avec 40° de température et le pouls à 94. Le malade informa le docteur qu'il avait eu des nausées, mais sans vomissements; les conjonctives étaient légèrement jaunâtres.

Mon confrère ayant recueilli une petite quantité d'urine, nous l'avons examinée ensemble, et nous avons découvert au microscope tous les éléments qui se rencontrent dans ce liquide, et dont nous parlerons plus tard.

Nous avons continué, le Dr. Mejia et moi, à voir le malade depuis le 24 jusqu'au 31 Août, jour où la convalescence a été définitive.

Dans ce cas de terminaison heureuse, nous avons pu examiner, jour par jour, la perte d'urée qu'il y avait en 24 heures:

Le 24 Août, avec une température de 40°1, le malade a perdu 7 grammes d'urée en 24 heures. Le 25, la température étant à 39°8, et la prostration très grande, la perte d'urée n'a été que de 5 grammes, 55 centigrammes. Pendant la nuit, la température s'est élevée à 40°6, et le pouls à 124. Le matin du 26, la température était de 39°4 et pendant la nuit, elle s'est élevée à 40°; ce jour-là, la perte d'urée a été de 12 grammes. Le 27 s'est marqué par une amélioration: le pouls était à 96, et la température à 38°5: perte d'urée, 12 grammes, 25 centigrammes. Le 28 au matin, le malade s'est montré plus abattu; le pouls était à 100 et la température à 39°2: la perte d'urée a été de 9 grammes, 23 centigrammes. Dans la matinée du 29, il est sorti de cet état de prostration; le pouls étant à 88, et la température à 37°8, la perte d'urée est montée à 20 grammes, 15 centigrammes. Le 30, le mieux a continué: la température s'est maintenue à 37°4 et la perte d'urée a été de 23 grammes, 17 centigrammes. Le 31, la convalescence était complète.

J'ai tenu à vous relater cette observation dans tous ses détails, parceque l'on y voit clairement que les symptômes graves coïncidaient avec la diminution de la perte d'urée, et que le mieux se marquait aussitôt que la quantité d'urée se rapprochait du chiffre normal. Tous les observateurs ont dit, non sans raison, que la gravité de la fièvre jaune est immense, lorsque la sécrétion urinaire est supprimée.

Je crois donc vous avoir démontré: 1º, que les vomissements noirs du *typhus icteroïdes* peuvent exister sans qu'il y ait eu auparavant aucune hémorragie gastrique; 2º, que dans la fièvre jaune, il y a agglomération d'urée dans le sang, et que c'est à cet état d'urémie que se doivent en grande partie les graves symptômes de cette pyréxie.

Dans notre prochaine leçon, nous continuerons à étudier quelques autres modifications de l'urine, et je vous rendrai compte de mes investigations sur la cause qui détermine cette coloration jaunâtre des malades, à laquelle la fièvre jaune doit son nom.

DEUXIÈME LEÇON.

—

MESSIEURS:

Depuis un temps immémorial, les praticiens ont attaché une grande importance à l'étude de l'urine pendant l'observation de la marche de toute maladie. Au début, ils se contentaient de l'étude des caractères organoleptiques, mais au fur et à mesure des progrès de la science, on a employé, pour étudier ce liquide, les différents instruments découverts par les physiciens, tels que le saccharimètre, le microscope, le spectroscope, etc. La chimie a également contribué puissamment aux progrès de l'observation clinique, et tous les jours, on recommande de nouveaux moyens pour faciliter l'analyse de ce liquide si important.

Je ne me lasserai jamais de vous recommander l'étude des urines quand vous serez appelés au chevet des malades.

L'appareil urinaire étant un des principaux émonctoires de l'organisme animal, la désassimilation de l'économie se photographie, pour ainsi dire, dans sa composition; nous pouvons y voir les modifications qu'elle subit: les différents composés dont l'économie se débarrasse, et de quelle manière elle le fait. Il est probable que si, dans la pratique, nous avions étudié soigneusement et complètement les urines de nos malades, nous aurions déjà découvert beaucoup de mystères qui, jusqu'à ce jour, nous préoccupent fortement.

Dans la dernière leçon, je me suis suffisamment arrêté à vous démontrer les avantages que j'ai obtenus par le seul fait de rechercher si les malades de fièvre jaune perdent quotidiennement la quantité d'urée normale, ou bien si cette perte subit une augmentation ou une diminution. Je vais vous rendre compte du résultat de quelques autres de mes investigations.

Dans l'analyse de la première urine que j'ai examinée, mon attention fut frappée par la rencontre d'une quantité de matière organique plus grande que celle que contiennent ordinairement les urines, et dès lors, je me suis proposé d'étudier sérieusement cette question à la première occasion qui se présenterait.

La première urine que l'on m'envoya de Veracruz fut choisie à cet effet.

J'ai d'abord déterminé la proportion d'urée qu'elle renfermait, et j'ai trouvé 25,30 pour 1000.

En déterminant la proportion d'albumine, j'ai trouvé 3 pour 1000.

Permettez-moi, messieurs, une observation, avant d'aller plus loin. Dans l'étude de la fièvre jaune, j'ai constaté, comme l'ont fait tous mes prédécesseurs, que les urines sont, généralement parlant, albumineuses, quoique la proportion d'albumine varie dans les différentes urines. N'oubliez pas ce détail dont nous nous occuperons et que nous expliquerons ensuite.

Peut-être votre attention a-t-elle été appelée par le fait que l'urine en question contenait 25,30 pour 1000, alors que dans l'urine normale, le terme moyen est de 22,12. En vous assurant que le malade de fièvre jaune perd toujours, en 24 heures, une quantité d'urée de beaucoup inférieure à celle que perd un homme dans l'état normal, je n'ai point prétendu dire par là que les urines de nos malades soient toujours moins riches en urée que les urines physiologiques. Dans beaucoup de cas, il peut en être ainsi, mais dans beaucoup d'autres, les urines recueillies peuvent contenir une proportion d'urée plus forte que celle que nous rencontrons chez l'homme en bonne santé. Cependant, la petite quantité d'urine sécrétée en 24 heures donne toujours lieu au phénomène que je vous ai indiqué auparavant: à savoir, que le malade du *vomito noir* perd toujours en 24 heures une quantité d'urée inférieure à celle que perd un homme bien portant.

Revenons maintenant à ce que nous disions tout à l'heure. La première urine reçue de Veracruz, qui contenait 25,30 pour 1000 d'urée et 3 pour 1000 d'albumine, nous a donné un résidu solide dans la proportion de 72 pour 1000: de ces 72 parties, 45 appartenaient à la matière organique, et 27 aux principes minéraux.

Ces proportions sont beaucoup plus grandes que celles que l'on rencontre dans l'état physiologique, et bien que les auteurs ne soient pas tous d'accord sur les proportions normales, les différences ne sont pas cependant de beaucoup d'importance.

Pour Rabuteau, il y a dans l'urine physiologique 39,352 de résidu solide, lequel se compose de 22,425 de matière organique et de 16,927 de substances minérales. Beaunis nous dit que dans 1000 parties d'urine physiologique, il y a 41,60 de résidu solide dont 23,80 représentant la matière organique, et 17,80 les sels anorganiques. Frédéricq et Nuel nous disent que l'urine normale donne un résidu de 48,038, dans lequel on trouve 30,030 de matières organiques et 18,002 de sels minéraux.

Frédéricq et Nuel sont ceux qui donnent les

proportions les plus grandes aux résidus de l'urine normale, et cependant ces proportions sont bien inférieures à celles que nous rencontrons chez un malade de fièvre jaune.

En effet, 72 pour 1000 de résidu total, c'est beaucoup plus que 48 que nous donnent les auteurs précités. 45 pour 1000 de matière organique, c'est bien supérieur à 30 que l'on nous donne comme moyenne physiologique, et 27 pour 1000 de sels anorganiques, c'est bien supérieur à 18 que signalent les auteurs mentionnés.

Je désire, Messieurs, que nous analysions un peu plus et que nous tâchions de nous rendre compte de l'augmentation des principes organiques. Rappelez-vous que les matières organiques contenues dans l'urine peuvent se réduire à l'urée, à l'acide urique, à l'acide hypurique, à la créatinine, à la créatine, aux pigments, et dans quelques cas, à l'albumine.

Pensez aussi qu'en dosant l'urée au moyen de l'hypobromite de soude, on recueille non seulement l'azote de l'urée, mais encore celui qui entre dans la composition des acides urique et hypurique, de la créatinine, etc., etc. De manière que sous le nom d'urée, on comprend aussi l'azote de tous les composés qui le contiennent: par conséquent, dans le cas que nous venons de traiter, l'urine contenait 25,30 pour 1000, et dans ces 25,30 sont compris presque tous les

principes organiques renfermés dans toute urine. Si à ces 25,30 nous ajoutons 3 parties qui
correspondent à l'albumine, nous pourrons dire que l'urine de notre malade de fièvre jaune
contenait 28,30 des principes organiques déjà
connus.

Mais après l'incinération des 72 pour 1000
formant le résidu solide, j'ai trouvé qu'il ne
restait que 27 parties de sels fixes, et que par
cela même, j'avais perdu 45 parties correspon-
dantes aux matières organiques capables d'entrer en combinaison avec l'oxigène de l'air. Il y
avait donc 16,70 d'excédent qui n'étaient ni de
l'urée, ni aucun de ses dérivés, ni même de l'albumine. Qu'était donc cette matière organique
inconnue? Plus tard, peut–être pourrai–je répondre à cette question.

Jusqu'à présent, Messieurs, nous avons rencontré des altérations profondes dans l'urine,
soit dans sa quantité, soit dans sa composition; il nous faut absolument chercher si dans
les reins, organes sécrétoires de ce liquide, nous
rencontrons quelque chose qui puisse nous expliquer les altérations que nous avons étudiées.

Vous avez dans ce microscope une coupe
du rein du malade de fièvre jaune décédé à
l'hôpital. Cette préparation et toutes celles
qui sont en ma possession ont été faites par
mon excellent ami, M. le Dr. Miguel Alvarado,

dont vous connaissez tous l'habilité dans ce genre de travaux. Qu'il me soit permis de lui adresser publiquement mes remerciements pour la bonne volonté avec laquelle, en dépit de sa mauvaise santé, il a prêté à mes travaux l'appui de son gracieux et utile concours.

Dans la préparation que vous avez sous les yeux, vous remarquerez d'abord que quelques points sont bien colorés par le picrocarminate d'ammoniaque, tandis que d'autres sont mal teintés et conservent une couleur légèrement jaunâtre. Vous verrez qu'il y a dans ces derniers points beaucoup de granulations jaunâtres disséminées, dont quelques unes réfractent fortement la lumière. Il est très possible que cette apparence ait contribué à généraliser l'idée unanimement admise par la science que dans la fièvre jaune, il y a dégénération graisseuse du rein. Si vous fixez bien votre attention, et si vous vous arrêtez à étudier les éléments qui composent le rein, vous verrez que l'épithélium qui tapisse les *tubuli–contorti* n'est pas aussi volumineux que celui que l'on rencontre dans l'état normal: vous remarquerez que beaucoup de tubes sont couverts de granulations jaunâtres, et vous noterez que plus celles–ci sont nombreuses, plus l'épithélium se trouve diminué de volume, comme rugueux et flétri. Dans quelques tubes, il reste adhérent à la paroi, mais étant plus petit et

moins tomenteux, il laisse une cavité perceptible
dans l'axe du tube. En d'autres endroits, vous
verrez que l'épithélium flétri est tombé et forme
des masses dans la cavité du tube même.

Dans la partie ascendante des anses de Henle,
où normalement se trouve un épithélium semblable à celui des *tubuli–contorti*, il y a des altérations égales à celles que j'ai décrites plus haut.
Si vous observez la partie descendante des anses
et la partie des tubes qui forment les pyramides
de Ferrein, vous les verrez comme variqueuses
et parfaitement pleines, et soit par transparence,
soit directement dans les parties divisées, vous
verrez que la matière qui les remplit est une
substance granuleuse et d'une couleur jaunâtre.

En résumé, les altérations du rein consistent:
1º, dans l'altération et la chute de l'épithélium
tomenteux qui tapisse les *tubuli–contorti* et la
partie ascendante des anses de Henle: 2º, dans
l'obstruction d'un grand nombre de tubes rénaux par une substance granuleuse jaunâtre.

Connaissant déjà les altérations de l'organe,
voyons si elles peuvent nous expliquer les modifications de l'urine.

La présence des engorgements dans les tubes
nous explique très bien la diminution et même
la suppression de l'urine. En supposant qu'il n'y
ait point de passage libre depuis les glomérules
jusqu'aux bassinets, l'urine est retenue dans le

parenchyme rénal jusqu'à ce que sa tension soit égale à celle des glomérules, et par cette raison, l'exhalation de la partie liquide du sang est empêchée.

D'un autre côté, l'altération des épithéliums tomenteux nous explique la présence de l'albumine dans l'urine et la difficulté avec laquelle l'urée est éliminée du sang.

Jusqu'à ce jour, on n'a pas expliqué d'une manière satisfaisante la présence de l'albumine dans l'urine lorsque les épithéliums rénaux sont altérés; mais à défaut d'explication, l'observation quotidienne de l'albuminurie, dans les cas de néphrite parenchymateuse, nous assure de la réalité du fait. Ainsi, nous comprendrons facilement pourquoi les urines des malades de fièvre jaune renferment de l'albumine.

Les magnifiques travaux de Heidenheim sur la sécrétion de l'urine sont une preuve manifeste de l'importance des épithéliums tomenteux qui tapissent les *tubuli–contorti* et la partie ascendante des anses de Henle dans l'élimination de l'urée. Contrairement à l'opinion de Ludwig, qui croyait que l'urine venait entièrement formée depuis sa sortie des glomérules et que dans son passage à travers les tubes, elle perdait une partie de son liquide par absorption, Heidenheim nous a fait voir que l'urée est séparée du sang par les épithéliums à bâtonnets qui existent dans les endroits déjà signalés, et que pareillement à ce qui se passe avec le sulfate d'indigo, les épithéliums sont les seuls qui aient la faculté de séparer l'urée du sang et de l'aller vider peu à peu dans la cavité des tubes, de manière que la sérosité du sang que transsudent les glomérules se charge d'urée en passant par les *tubuli-contorti* et par la partie ascendante des anses de Henle.

Cette théorie, qui est certainement d'accord avec beacoup de faits physiologiques, donne la raison suffisante du manque d'élimination d'urée du sang et de son accumulation dans l'organisme.

J'espère vous avoir suffisamment démontré que les altérations anatomico-pathologiques nous expliquent très bien la rareté de l'urine, la présence de l'albumine chez elle, et l'état urémique du sang.

La plupart des praticiens et des auteurs qui ont écrit sur la fièvre jaune nous disent que la gravité de cette maladie est proportionnelle à la rareté de l'urine.

Si l'urine est retenue d'une manière complète, on peut perdre l'espoir de sauver le malade; si, au contraire, l'urine est excrétée en abondance, on est presque sûr de triompher du mal.

Si ces lois sont exactes, ainsi que l'expérience semble le démontrer, on ne s'aventurera pas trop en disant que la gravité de la fièvre jaune est proportionnelle aux accidents des reins, et que cette maladie ne devrait plus être considérée comme une fièvre essentielle, mais bien comme une altération particulière du parenchyme des reins.

Le temps nous dira si cette manière de voir est, ou non, fondée.

Laissons ce sujet pour le moment, et passons à un autre d'une grande importance.

Je veux parler, Messieurs, de la recherche de la cause qui détermine la coloration jaunâtre chez les individus attaqués du *typhus icteroïdes*. Cette coloration a appelé l'attention de tous les observateurs: c'est un phénomène constant, et sa façon d'être est toute particulière. Ce symptôme est tellement marqué que seul il a servi à désigner dans toutes les langues cette entité morbifique. En espagnol, on l'appelle *fiebre amarilla;* les Français la connaissent sous le nom de *fièvre jaune*, et les Anglais la nomment *yellow fever*. Comme un des symptômes les plus remarquables de l'affection fébrile, ce sujet m'a naturellement vivement préoccupé, et j'y ai porté toute mon attention depuis les premiers cas que j'ai eu l'occasion d'étudier.

Je savais bien que la plupart de ceux qui ont étudié notre fièvre jaune ont cru que la coloration particulière des malades est due à un véritable ictère ou à la pénétration des matières colorantes de la bile dans le torrent circulatoire. Je savais également qu'un certain nombre d'auteurs niaient la nature biliphéique de la coloration, et qu'ils la considéraient plutôt comme hémaphéique, c'est-à-dire, due à une modification de la matière colorante du sang.

Pour me former une opinion propre, je me suis également adressé à l'urine, et j'ai cherché si ce liquide contenait, ou non, des matières colorantes de la bile. Pour faire cette étude, j'ai attendu que nos deux premiers malades fussent arrivés à la période de coloration jaunâtre, et c'est alors que j'ai analysé les urines.

Dans notre clinique, vous avez souvent vu faire ces recherches, et vous avez été témoins de la facilité avec laquelle l'acide nitrique chargé de vapeurs nitreuses, ou bien l'emploi du nitrate de soude et de l'acide sulfurique nous ont donné des réactions caractéristiques, même dans les urines peu riches en matières colorantes de la bile. Eh bien, l'emploi de ces réactifs nous a appris que les urines des malades de fièvre jaune ne fournissaient aucune preuve évidente qu'elles renfermaient ces principes colorants.

En traitant ensuite ces mêmes urines par l'acide sulfurique concentré, réactif qui se recommande pour découvrir l'urophéine, nous avons obtenu une coloration rouge-obscur, semblable

à une infusion chargée de thé: cette réaction
est considérée comme caractéristique de l'urophéine.

D'après ces résultats, nous nous sommes d'a-
bord incliné devant les praticiens qui considè-
rent la coloration jaunâtre de nos malades comme une teinte hémaphéique et non biliphéique,
mais une remarque que nous avons faite ensuite
a modifié notre manière de voir.

Dans les urines recueillies immédiatement
après, nous avons noté une coloration jaunâtre
qui se rapprochait de la couleur de la gomme-
gutte et nous avons remarqué que de plus leur
apparence était trouble. Après avoir filtré ces
urines, nous avons obtenu un liquide transparent et de cette couleur rougeâtre qu'ont habituellement les urines fébriles: il restait dans le
filtre une substance jaunâtre de la couleur que
l'urine avait auparavant.

Cette substance examinée au microscope nous
a paru formée de granulations sphériques plus
ou moins volumineuses: les unes plus petites
que les globules du sang, les autres plus grandes que ces corpuscules.

Quelle était donc cette substance jaunâtre qui
colorait ainsi l'urine?[1]

1. Plus tard, en déféquant l'urine d'un malade de fièvre
jaune au moyen de l'acétate de plomb et du carbonate de
soude, j'ai pu remarquer que l'on obtient un liquide jaune;

La résolution de ce problème m'a semblé très importante pour définir la coloration de nos malades: premièrement, parce que cette couleur avait beaucoup d'analogie avec celle qui se voit dans les conjonctives et dans la peau; couleur qui, soit dit en passant, diffère beaucoup de la coloration jaune verdâtre qui caractérise le véritable ictère; et secondement, parce que, mêlée à l'urine, elle cachait la coloration propre de l'urine fébrile pour lui donner cet aspect trouble et de couleur jaune gomme–gutte. La découverte de cette matière cellulaire nous donnait la clef du point douteux que nous avions laissé pendant.

Rappelez–vous, en effet, qu'il y a un instant, en vous parlant de la quantité de matière organique rencontrée dans les urines de la fièvre jau-

qui tire sur la couleur de la gomme–gutte. Or, si par le même procédé, on défèque une autre urine, normale ou pathologique mais qui ne provient pas d'un malade du *vomito*, on obtiendra toujours un liquide transparent et sans aucune coloration. J'ai fait la défécation de plusieurs urines ictériques, dont quelques unes étaient excessivement chargées de matières colorantes de la bile, et j'ai toujours obtenu un liquide parfaitement incolore. Par conséquent, ce n'est pas la bile qui teint en jaune gomme–gutte les urines des malades de fièvre jaune. Nous étudierons ensuite les propriétés de cette matière colorante et la relation qu'elle a avec la matière granuleuse dont nous nous occupons.

ne, je vous disais qu'elles contenaient un excès
de matière organique qui n'était certainement
pas due aux principes que nous connaissons déjà dans l'urine. Encouragé dans la présomption que nous avions déjà de l'existence d'une
nouvelle matière organique, nous avons pour-
suivi nos recherches et profité de l'occasion de
sa présence chez un de nos malades pour examiner la sérosité de l'ampoule d'un vésicatoire
qui avait également cette coloration jaunâtre
spéciale.

Le microscope nous y a montré les mêmes
cellules que nous avions rencontrées dans l'u-
rine.

Après la mort de nos deux malades, nous
avons examiné à l'auptosie le tissu cellulaire
sous-cutané de diverses parties du corps, et
nous y avons constamment rencontré les mêmes
granulations jaunâtres.

Il était donc indiscutable qu'il existe dans la
fièvre jaune une matière organique et granuleuse, de couleur jaunâtre, qui se répand dans
toute l'économie, et il était positif que la coloration jaunâtre est due à la présence de cette matière organique.

Comment expliquons-nous alors la réaction
de l'urophéine dans l'urine, c'est-à-dire, la coloration rouge-obscur que donne l'acide sulfurique concentré?

L'explication me paraît facile: l'acide sulfurique détruit et carbonise la matière organique, et celle-ci existant en grande quantité dans l'urine, sa carbonisation produit cette couleur rouge-obscur que l'on a donnée comme caractéristique de l'urophéine.

Je vous présente dans ce second microscope une coupe très mince du foie de l'un de nos malades de fièvre jaune, et vous rencontrerez dans cette préparation un détail très curieux. Toute la préparation est teintée par le picrocarminate d'ammoniaque, et c'est pour cela que vous voyez en rouge, non seulement les cellules hépatiques, mais encore les espaces interlobulaires, ainsi que la tunique adventice des vaisseaux sanguins, mais vous apercevez beaucoup de ramifications de la veine-porte plus ou moins remplies d'une matière granuleuse et de couleur jaune qui contraste visiblement avec la couleur rouge du reste de la préparation. Remarquez aussi qu'il y a des vaisseaux relativement volumineux qui sont presque pleins de cette substance granuleuse jaunâtre.

Je mets sous vos yeux un des vaisseaux les plus volumineux représenté dans la photographie que j'offre à votre examen, [*photographie numéro* 1]. Dans le portrait photographique, il manque le remarquable contraste qui existe entre la teinte jaunâtre du contenu des vaisseaux et la coloration rougeâtre du reste de la préparation, mais vous pouvez bien juger du calibre du vaisseau et de la grande masse jaunâtre qui apparaît ici plus obscure que le reste de la préparation, parce que, vous le savez, la lumière jaune agit sur le collodion du cliché d'une façon plus intense que la lumière rouge–obscur.

Cette épreuve photographique, ainsi que beaucoup d'autres que j'aurai le plaisir de vous montrer, sont dues à l'amabilité de mon intelligent ami, M. Pablo Bergès qui, comme simple amateur, s'est mis à mon entière disposition pour tout ce qui se rapporterait à la photographie microscopique.

Si j'ai tant insisté pour vous faire soigneusement examiner cette préparation, c'est qu'elle vient à l'appui de la conclusion à laquelle nous étions arrivés auparavant: que dans l'économie des malades de fièvre jaune, il existe une substance organique particulière qui apparaît, non seulement dans l'urine, mais aussi dans la sérosité des vésicules qui humecte le tissu cellulaire, et que nous l'avons trouvée remplissant quelques vaisseaux sanguins.

Dans la prochaine leçon, nous essaierons de rechercher la nature de cette matière organique; mais avant de terminer, je veux vous rappeler un détail très important de cette coloration. Vous savez, par ce que vous avez lu dans vos

livres, que tous ceux qui ont étudié la fièvre
jaune ont remarqué que la teinte jaunâtre des
malades augmente d'intensité après la mort, et
que chez beaucoup de ceux qui meurent avant
son apparition, cette couleur se développe peu
à peu sur leur cadavre jusqu'à arriver à un degré assez foncé. Comment cette coloration peut-
elle être due aux matières colorantes de la bile,
ou à la présence de l'hémaphéine, alors que tout
mouvement vital a disparu chez l'individu?
Comment la matière colorante de la bile pour-
ra-t-elle pénétrer dans le torrent de la circulation, lorsque la circulation a complètement disparu?

Ces objections auraient dû suffire pour détruire les hypothèses admises jusqu'à ce jour.
J'espère vous donner, dans le cours de mes leçons, une explication plus satisfaisante.

TROISIÈME LEÇON.

—

Messieurs:

Dans notre dernière leçon, nous avons commencé à essayer de rechercher la cause de la coloration jaunâtre des malades attaqués du vomito noir. Ce point est si intéressant que je vais me permettre de récapituler les raisonnements émis auparavant, tout en vous recommandant de prêter la plus grande attention à ce que je vous dirai de nouveau aujourd'hui, car c'est le point fondamental de la doctrine parasitaire de la fièvre jaune.

Je vous ai dit, dans notre dernière séance, que la coloration jaunâtre qui donne son nom à la maladie que nous étudions n'a point la teinte verdâtre du véritable ictère; je vous ai dit aussi que l'urine de nos malades ne donne pas la réaction des matières colorantes de la bile;

je vous ai également annoncé que ces urines ont un aspect trouble et une coloration jaune gomme–gutte, due à l'existence d'une matière organique, d'aspect globuleux, et qui se trouve en suspension dans ce liquide. Je vous ai dit encore que dans la sérosité des vésicules et dans le tissu cellulaire, on trouvait aussi la même substance, et avec les mêmes caractères que dans l'urine. Enfin, je vous ai fait voir dans les coupes du foie l'existence de conglomérats granuleux, de couleur jaunâtre dans les ramifications de la veine–porte.[1]

De tout ce que je vous ai exposé, on peut facilement déduire que dans la fièvre jaune, il y a un principe répandu dans toute l'économie, et dont la couleur jaune peut être la cause de la teinte spéciale de nos malades, et cette hypothèse est d'autant plus probable que, comme je viens de le dire, la dite coloration n'est pas due à la pénétration des principes colorants de la bile, puisque ces principes n'existent pas dans l'urine.

Aujourd'hui, nous avons à rechercher: 1º, quelle est la nature de cette matière organique; 2º, si les dits conglomérats granuleux que nous

1. Il ne faut pas oublier que j'ai vu plus tard que les liquides étaient teints d'une couleur jaune–gutte par une matière colorante qui s'y était dissoute.

avons vus dans les vaisseaux de la veine-porte
sont de la même nature que les cellules que
nous avons rencontrées dans l'urine, dans la
sérosité des vésicatoires et dans le tissu cellulaire; 3º, enfin, si cette matière organique existe
pendant la vie des malades, ou si elle n'apparaît seulement qu'après la mort, ou dans l'urine
après son émission.

Pour étudier le premier point, il nous fallait
examiner très attentivement les urines, et celles de nos malades avaient déjà été épuisées
dans les études antérieures. Pour arriver à notre but, il fallait, ou demander des urines à Veracruz, ou bien attendre patiemment qu'un
autre malade tombât dans nos mains. Ce dernier moyen eût été préférable, mais comme le
délai pouvait être indéfini, et que notre impa-
tience était grande, nous avons résolu d'écrire
à notre ami, le Dr. Garmendia, qui habitait
Veracruz, pour le prier de nous envoyer des
spécimens d'urines provenant de malades du
vomito. Grâce à sa complaisance, nous en avons
reçu plusieurs que nous nous sommes appliqué
à étudier minutieusement. Voici ce que nous
avons vu et ce que nous avons trouvé dans
toutes les urines observées jusqu'à ce jour. On
trouve dans toutes de petites granulations légèrement jaunâtres, de forme ovoïde et excessivement petites, car elles ne mesurent qu'un

millième de millimètre de diamètre; elles ont un mouvement oscillatoire caractéristique, et par leur forme et leur aspect, elles ressemblent beaucoup aux monades ou *bacteria punctum* de la putréfaction. Comme l'urine sur laquelle nous faisions cette première observation venait de Veracruz, c'est-à-dire, d'un climat chaud, et comme il s'était écoulé déjà trois ou quatre jours depuis son émission, la putréfaction se trouvait déjà avancée; c'est pourquoi nous avions besoin de rechercher si ces points mobiles étaient des produits de la putréfaction ou d'une cause différente. En continuant notre étude jour par jour, et pour ainsi dire, heure par heure, nous notions que ces granulations s'unissaient deux à deux, puis augmentaient, se développaient en prenant des dimensions plus grandes et en diminuant leurs mouvements propres à mesure qu'elles grandissaient. Leur coloration changeait également, et les points semi-transparents, d'aspect brillant et de couleur légèrement jaunâtre, se transformaient en cellules opaques de couleur rougeâtre, quand on les voyait par réfraction, mais vues par réflexion et sur un fond obscur, leur couleur était jaune gomme-gutte. Leur volume allait chaque fois en augmentant. Au bout de cinq ou six jours, il y avait des sphères de différents diamètres, depuis deux jusqu'à vingt-quatre millièmes de millimètre de diamètre. Il était curieux de voir comment parfois l'union des deux granulations primitives était complète, et comment elles se fondaient en une cellule parfaitement sphérique; en d'autres cas, les vésicules se tenaient un peu écartées, et l'on voyait, dans leur partie médiane, une ligne obscure semblant être le vestige de la cloison qui séparait primitivement les deux granulations qui s'étaient unies; d'autres fois, enfin, la grosse cellule affectait la forme d'un huit de chiffre, ou de deux petits globes unis par une ceinture étroite; il paraissait seulement que les deux granulations primitives n'avaient pu se fondre l'une dans l'autre d'une manière complète.

Il y avait encore ceci à noter: si l'on étudiait ces mêmes urines à des époques plus éloignées de leur émission, on remarquait que les granulations qui ne s'étaient pas unies deux à deux, n'arrivaient jamais à leur parfaite maturité.

Dans certaines conditions, que nous étudierons plus tard, elles grandissaient, se développaient, perdaient leur mouvement, mais elles ne parvenaient pas à acquérir la couleur rouge–jaunâtre, ni l'opacité de celles qui se développaient après leur accouplement. Elles gardaient leur aspect brillant et la couleur légèrement jaunâtre des granulations primitives;

elles ressemblaient beaucoup à des gouttelettes de graisse parfaitement libres.

Toutes ces transformations se font d'une manière successive, et dans la même préparation, on peut voir une graduation non interrompue, depuis la granulation primitive, jusqu'aux cellules les plus volumineuses, et cette circonstance donne à l'esprit la conviction que les grosses cellules immobiles viennent évidemment des petites granulations mobiles.

Après toutes ces observations, je me suis convaincu de deux choses: la première, que les petits points qui ressemblent aux monades de la putréfaction n'en étaient pas en réalité, puisque ces bactéries ne subissent pas les transformations que j'ai décrites; la deuxième, c'est que la substance granuleuse que nous avons vue dans les vaisseaux de la veine–porte est de la même nature que les cellules observées dans les urines, dans la sérosité des vésicatoires, etc, puisque nous avons vu que les granulations se transforment en cellules.

Bien qu'il n'ait pas été dit que les bactéries de la putréfaction subissent les transformations que j'ai décrites, et quoique m' appuyant là–dessus, on eût pu admettre que c'étaient deux choses entièrement différentes, mais il m' était nécessaire de le démontrer jusqu'à l'évidence, afin qu'il ne subsistât pas le moindre doute

sur ce point qui est la base de mes doctrines.

Il me fallait pour cela attendre patiemment
un nouveau malade, chez lequel je pusse démontrer l'existence de la granulation élémentaire avant que l'urine n'arrivât à l'état putride.
L'occasion se présenta enfin, et ce fut encore M.
le Dr. Mejia qui m'aida à réaliser mes désirs.

Le 16 Juillet de l'année passée, il m'invita
à venir voir Madame Magdalena E. de C......,
née à Mexico, âgée de 33 ans, qui venait d'arriver de Veracruz avec le *vomito noir*. Cette da-
me était si gravement attaquée qu'elle succom-
ba le 18, à 2 heures de l'après–midi. Avec son
obligeance caractéristique, M. le Dr. Mejia fit
porter chez la malade son microscope et tous les
réactifs nécessaires, de manière que sans perdre
de temps nous avons pu étudier au microscope
l'urine ainsi que le sang de notre patiente.

Le premier et le second jour de notre observation, nous n' avons pu obtenir l'urine dans
un état de pureté parfaite, car malgré nos re-
commandations à la famille, nous trouvions
toujours l'urine mêlée aux matières fécales.
L'impureté de ces urines nous a empêchés d'y
chercher les proportions d'urée et de matière
organique ainsi qu'il eût été bon de le faire. Le
17, l'anurie en était arrivée à être presque complète, et ne voulant pas laisser échapper cette

occasion d'étudier l'urine au microscope, nous avons dû employer la sonde pour la faire sortir. Avant l'opération, le cathéter avait été lavé avec de l'eau et de l'alcool, ainsi que le petit flacon dans lequel nous devions recueillir l'urine. L' opération nous a donné tout au plus une demi-once d'urine que nous avons immédiatement étudiée au microscope. J'y ai rencontré un grand nombre de lames d'épithélium rénal littéralement recouvertes de granulations brillantes qui se détachaient peu à peu de l'épithélium et qui se mettaient à nager dans le liquide avec le mouvement oscillatoire qui leur est propre; peu après, elles ont commencé à s'unir deux à deux et à augmenter de dimensions en subissant les changements que nous avons déjà décrits.

On ne pourra pas dire que ces petites granulations fussent le produit de la putréfaction, puisque l'urine a été étudiée immédiatement après sa sortie de la vessie, et qu'elle ne contenait ni vibrions, ni bactéries, ni aucun autre des organismes que nous avons coutume de voir dans les liquides déjà arrivés à la fermentation.

Cependant, s'il vous restait encore quelque doute, si vous pouviez supposer, par exemple, que cette urine fût entrée en putréfaction à l'intérieur même de la vessie, je vais vous donner

une autre preuve irréfutable que ces organismes préexistent dans l'économie vivante. Dès
notre première visite à cette malade, nous nous
sommes proposé d'en étudier le sang au microscope et nous avons continué à le faire à
chacune de nos visites jusqu'à sa mort. Après
avoir lavé avec de l'eau et de l'alcool les verres,
le porte-objet et le couvre-objet, ainsi que le
doigt de la malade, nous l'avons piqué, et re-
cueillant le sang, nous l'avons immédiatement
recouvert avec le couvre-objet pour le porter
aussitôt au microscope.

Or, dans toutes les préparations, sans exception, nous avons rencontré, nageant parmi les
globules sanguins, les mêmes petites granulations que nous avions trouvées dans l'urine.
Dans le sang, elles avaient le même mouvement
et la même tendance à s'unir deux à deux. De
plus, si l'on examinait avec attention les globules sanguins, on y voyait beaucoup de cellules, les unes de la grandeur des globules rouges,
les autres de la grandeur des globules blancs;
mais en regardant attentivement, on remarquait
que les unes étaient sphériques, tandis que les
globules rouges sont discoïdes; et que les plus
volumineuses n'avaient pas l'aspect tomenteux
des globules blancs. D'autre part, si l'on changeait lentement le foyer du microscope, on no-
tait que toutes ces cellules avaient un aspect

brillant que n'ont pas les globules du sang. La ressemblance qui existe, à première vue entre ces cellules et les hématies est telle qu'il n'y a pas lieu de s'étonner qu'elles n'aient pas été découvertes plus tôt.

J'en reviens donc à vous dire qu'à chaque examen du sang, nous rencontrions toujours les mêmes résultats, et qu'il semblait, à mesure que le temps avançait, que les petites granulations mobiles devenaient plus nombreuses. Les docteurs Mejia, Oribe et Garmendia ont été témoins de ces détails.

Ces faits étant bien confirmés, il n'est plus possible de douter; et si grande que soit la ressemblance qui existe entre ces granulations et la *bacteria–punctum* de la putréfaction, il est impossible de les confondre. Nos granulations subissent des transformations qui n'ont point été décrites chez les bactéries de la putréfaction; elles existent dans l'urine qui vient de sortir de la vessie, et enfin nous les avons vues pendant la vie, dans le sang des malades attaqués de fièvre jaune. Plus tard, quand nous connaîtrons ces organismes, vous saisirez l'impossibilité de les confondre avec ceux de la putréfaction.

Je devais démontrer expérimentalement que la matière granuleuse jaunâtre qui remplissait les vaisseaux de la veine–porte était formée des granulations mobiles que l'on aperçoit dans l'urine et dans le sang de nos malades.

Pour vous prouver leur identité, je me permettrai de vous relater l'expérience suivante: J'ai démonté une préparation du foie semblable à celle que j'ai eu le plaisir de vous montrer dans notre dernière leçon. Je dois vous avertir qu'il y a plus de trois ans que ces préparations sont renfermées dans du baume du Canada desséché.

Pour détacher la préparation, je l'ai fait macérer pendant plusieurs heures dans l'essence de térébenthine afin de ramollir le baume du Canada; une fois ce résultat obtenu, j'ai pressé doucement le verre couvre-objet sur le porte-objet, et j'ai obtenu par la pression une goutte de baume du Canada ramolli par la térébenthine; j'ai placé cette goutte sur un autre verre porte-objet et j'ai ajouté une petite quantité de chloroforme pour dissoudre le baume du Canada d'une manière plus parfaite; j'ai mis ensuite un peu d'eau distillée, et j'ai placé dessus un autre verre couvre-objet.

Après avoir porté la préparation au champ du microscope, je remarquai que, comme il y avait lieu de le supposer, l'eau et le baume du Canada ramolli ne s'étaient point mêlés, et que dans les parties où le baume du Canada se trouvait sans eau, on voyait un grand nombre de granulations et de cellules jaunâtres parfaitement immobiles, mais que l'eau avait entraîné des milliers de granulations qui, dans ce liquide, étaient animées de leur mouvement oscillatoire aussi parfait que si nous les avions obtenues le jour même de l'urine ou du sang.

Après avoir séparé le verre couvre-objet du porte-objet de la préparation, j'ai détaché la coupe du foie pour la faire macérer quelques minutes dans l'eau distillée; je l'ai mise ensuite sur un verre porte-objet et je l'ai portée au champ du microscope pour examiner les conglomérats jaunâtres renfermés dans les capillaires hépatiques. J'ai vu la matière granuleuse, entièrement compacte et je n'ai remarqué aucun mouvement dans les granulations. J'ai pris alors un microscope simple, et j'ai essayé de désagréger le conglomérat granuleux au moyen d'une aiguille, puis y ayant ajouté une goutte d'eau, je me suis remis à l'examen avec un grossissement convenable (400 diamètres): j'ai noté alors que les granulations détachées retrouvaient dans l'eau leurs mouvements oscillatoires comme si elles n'avaient jamais été enfermées dans le baume du Canada. Ces expériences ont été faites en présence du Dr. Miguel Alvarado et de M. Pablo Bergès.

Messieurs, cette expérience est décisive, parce qu' elle nous démontre, non seulement que les conglomérats jaunâtres que vous avez vus dans les capillaires de la veine-porte sont formés par les mêmes granulations mobiles que l'on rencontre dans les urines et dans le sang des malades de fièvre jaune, mais parce qu'elle nous prouve aussi l'énorme résistance de ces organismes qui conservent toute leur vitalité, après être restés plus de trois ans dans le baume du Canada, et en dehors du contact de l'air.

Voici la photographie Num. 2, qui représente la coupe d'un vaisseau sanguin du rein. Vous y verrez que si ce vaisseau ne contient pas des conglomérats aussi volumineux que ceux que vous avez trouvés dans le foie, cependant, on y voit disséminées ces mêmes granulations, qui réunies forment ces conglomérats. Cette préparation vous démontre que dans toutes les parties de l'organisme existent les mêmes éléments, agglomérés sur quelques points, disséminés en d'autres.

Je mets sous vos yeux, (*photographie num. 3*) une partie de la photographie numéro 1, grossie autant que la précédente. Vous y verrez disséminés les mêmes éléments, et avec les mêmes caractères que ceux que vous avez vus dans la photographie antérieure.

Pourra-t-on encore douter que la coloration jaunâtre typique du *vomito noir* soit due à la généralisation d'un organisme vivant dans l'économie.

Cette doctrine étant acceptée, rien n'est plus facile que d'expliquer le mystérieux phénomène de la nuance jaunâtre après la mort. L'organisme qui existe dans toutes les parties de l'économie ne meurt pas parce que le malade succombe, et comme il rencontre dans le sang et dans tous les liquides les éléments nécessaires à son développement, il croît, se meut, et même se multiplie, augmentant ainsi de moment en moment la coloration du cadavre.

Ainsi s'explique facilement un fait qui a tant appelé l'attention et qu'il n'était pas aisé de comprendre, alors que l'on admettait que la coloration jaune était due à la bile ou à l'hémaphéine.

L'existence de ce même organisme va servir à nous expliquer un autre phénomène qui n'avait pas reçu non plus une explication satisfaisante. Je veux parler de l'aspect de dégénération graisseuse de tous les tissus de l'économie. Si vous consultez vos livres de texte, tous vous diront que dans la fièvre jaune, le foie, les reins, le cœur, les muscles, etc, dégénèrent en graisse. Aussi beaucoup d'observateurs se demandent-ils comment tous les organes ainsi dégénérés peuvent revenir brusquement à l'état physiologique quand la fièvre jaune se termine par la guérison.

Cette difficulté disparaît entièrement si nous admettons, comme cela est certain, que la dégénération n'est qu' apparente; ce ne sont pas les cellules qui se transforment en graisse, mais les granulations mobiles qui y sont déposées qui grandissent et s'y développent, comme nous l'avons vu, en prenant l'aspect de gouttes de graisse.

Ne croyez pas que cette explication soit une pure théorie, car dans la préparation du foie que j'ai démontée, j'ai pu voir comment d'entre les cellules hépatiques se détachaient, soit des granulations oscillatoires, soit des vésicules d'aspect graisseux.

Rappelez-vous, messieurs, ce que vous avez observé dans la coupe du rein que je vous ai montrée dans la leçon précédente. Ici, vous avez remarqué que l'épithélium tomenteux des *tubuli-contorti* était rempli de granulations jaunâtres, et que dans d'autres endroits les cellules flétries de l'épithélium se détachaient de la paroi du tube et tombaient à l'intérieur de son calibre. De plus, vous avez vu que les tubes qui forment les pyramides de Ferrein étaient remplis d'une matière granuleuse jaunâtre.

Comprenez-vous maintenant la cause de ces altérations anatomo-pathologiques? Le petit organisme vient se déposer dans les cellules de l'épithélium, ainsi que nous l'avons vu dans

l'urine de la malade dont je vous parlais tout
à l'heure; ces microbes se nourrissant des sucs
de la cellule de l'épithélium, cette cellule se flé-
trit et tombe. La destruction de l'épithélium
tomenteux des *tubuli–contorti* diminue nécessairement l'élimination de l'urée du sang. La
matière granuleuse jaunâtre qui forme les engorgements des autres tubes du rein est la même que nous avons vue dans les capillaires de
la veine–porte, et c'est elle qui empêche le passage libre de l'urine, depuis les glomérules jusqu'aux bassinets.

Pour terminer, je vous présente les petites
granulations mobiles que j'ai conservées depuis
plus de trois ans dans ce résidu d'urine dessé-
chée. Avec la pointe d'une aiguille, j'en prends
une très petite quantité que je dépose sur un
verre porte–objet; j'y ajoute une goutte d'eau
distillée, et je la recouvre avec le verre couvre–
objet: vous pouvez y voir au microscope des
milliers de ces organisations douées d'un mouvement oscillatoire. Voici également deux photographies portant les numéros 4 et 5. Le numéro 4 vous montre les petits organismes mobiles,
et le numéro 5, les cellules jaunes dans lesquelles les petites granulations se transforment après
leur union.

QUATRIÈME LEÇON.

——

Messieurs:

Avant de terminer la dernière leçon, je vous ai parlé de la dégénération graisseuse dans tous les organes de l'économie des malades de la fièvre jaune, et je vous ai indiqué légèrement l'objection soulevée contre cette hypothèse.

On a dit avec raison que la soi-disant dégénération graisseuse n'est pas compatible avec la rapidité du retour des organes à l'état physiologique.

Il est vrai que l'on peut voir un convalescent de cette maladie garder très longtemps une santé fort délicate, et l'on peut observer également que le retour complet à l'état physiologique ne se fait chez lui que d'une manière lente et graduelle. Mais on rencontre aussi beaucoup de cas où la convalescence est rapide et où le

retour à l'état normal a lieu en quelques jours;
enfin, il n'est pas rare de trouver des personnes
qui, après une attaque de fièvre jaune, jouissent
d'une santé meilleure qu'auparavant. Du reste,
comment est–il possible de supposer qu'un foie
dont les cellules auraient été transformées en
graisse, ou qu'un muscle ayant subi la dégénération en question puissent revenir en quelques
jours à leur état normal?

A en juger par ce que nous voyons dans les
autres cas de dégénération graisseuse, nous pouvons dire que ce retour est, sinon impossible, du
moins difficile.

Qui donc a vu jusqu'à présent un foie affec-
té d'hépatite parenchymateuse revenir à l'état
normal? Il n'est pas possible que les cellules
du foie qui ont été détruites puissent être rem-
placées par de nouvelles cellules: personne, jusqu'à ce jour, n'a décrit ce fait. Ce que nous di-
sons pour le foie peut aussi bien s'appliquer
aux fibres musculaires, et personne, jusqu'ici,
n'a vu un muscle dégénéré en graisse revenir à
l'état physiologique. Par conséquent, s'il était
exact qu'il y ait dans le *vomito noir* une dégénération graisseuse de tous les organes, la guérison de cette maladie serait presque impossible.

Si, au contraire, nous voyons, dans beaucoup
de cas, la convalescence arriver d'une façon fran-

che et rapide, il est logique d'admettre que ce que l'on suppose une dégénération graisseuse n'en est seulement que l'apparence.

Mais il y a encore autre chose: le docteur Jones, des Etats-Unis, en étudiant cette dégénération graisseuse, nous dit péremptoirement que dans la fièvre jaune, la graisse, qui se dépose autour et à l'intérieur même des éléments constitutifs d'un organe, a la forme de *très petits globules de diverses grandeurs*, mais il ajoute que cette graisse ne peut se dissoudre, ni dans l'ether, ni dans l'alcool, ni dans le chloroforme, et il termine en supposant que dans ce cas, il s'agit de *composés albumineux ou fibrineux.*

Après cet aveu, je demande ce que peut être cette graisse *albumineuse ou fibrineuse?*

Il aurait mieux valu dire tout simplement que ce qui semble de la graisse n'en est pas en réalité; car, je le répète, je ne connais pas de graisses *albumineuses ou fibrineuses.*[1]

---

1. J'ai déjà dit qu'en déféquant les urines des malades de fièvre jaune par le procédé ordinaire qui consiste à précipiter l'urine au moyen de l'acétate de plomb, à filtrer et à enlever ensuite l'excès de plomb à l'aide du bicarbonate de soude, on obtient après la dernière filtration un liquide jaune gomme-gutte. Si l'on abandonne ce liquide à l'évaporation spontanée, on obtient un résidu de gros cristaux d'acétate de soude et de carbonate de soude d'une couleur jaunâtre. Mais, si pour éviter la formation de

Vous voyez donc bien, Messieurs, que l'hypothèse de la dégénération graisseuse n'est pas soutenable: 1º, parce que cette graisse n'a pas les propriétés chimiques communes à toutes les graisses; 2º, parce que la dégénération supposée ne serait pas compatible avec le rétablissement rapide dans la convalescence. Ma doctrine de l'existence d'un organisme qui, dans son évolution, prend l'apparence de gouttes de graisse,

ces cristaux, on précipite l'urine par l'acétate de plomb, et si après avoir filtré, on fait passer au travers du liquide un courant d'acide carbonique, on obtiendra la précipitation complète du métal et les acides acétique et carbonique resteront dissous dans le liquide. Ces deux acides volatiles se dégagent par l'évaporation spontanée et nous aurons comme résidu la matière colorante qui teint le liquide en jaune. Cette matière colorante, que je propose d'appeler *Ictéroïdine*, se présente sous la forme d'un liquide épais, semblable au miel, de couleur légèrement rougeâtre, entièrement soluble dans l'eau, mais insoluble dans l'éther sulfurique, dans le chloroforme et dans le bromure d'éthyle; l'alcool pur le précipite, et si l'on examine ce précipité au microscope, on voit qu'il est formé de toutes petites gouttes de la même matière jaunâtre. Si l'on observe l'*ictéroïdine* au microscope, on y remarque un reflet brillant ayant beaucoup d'analogie avec le reflet de la graisse. La manière dont l'*ictéroïdine* se comporte avec les dissolvants a une ressemblance complète avec les résultats obtenus par le Dr. Jones, de la Nouvelle-Orléans, en opérant sur la soi-disant graisse des organes provenant de malades de fièvre jaune.

écarte toutes les difficultés et s'appuie sur tout ce que j'ai exposé antérieurement.

Etudions maintenant ce que sont ces petits organismes et quelle est leur provenance. Le Dr. Freire, de Rio–de–Janeiro, qui avant moi avait fait quelques études sur ce sujet, (puisqu'il en parle dans un petit travail publié en 1880) nous dit qu'il y a dans la fièvre jaune de petits organismes qui se présentent sous l'aspect de points noirs, doués de mouvement, et capables de se transformer en cellules. Il classe ces cellules dans le genre *cryptococcus*, et croyant que ce *cryptococcus* est le générateur de la fièvre jaune, il lui a donné le nom de *Cryptococcus Xanthogenicus.*

Le même docteur nous assure que son microbe se reproduit dans le bouillon et la gélatine, et à propos de sa reproduction, il nous parle d'anthéridies! etc.

Comme le Dr. Freire, j'ai vu, et vous avez pu voir, les granulations primitives qui plus tard subissent certaines transformations cellulaires; cependant, nous différons, le Dr. Freire et moi, à plusieurs points de vue: le premier, c'est que j'ai vu les granulations mobiles, non pas noires, mais transparentes, brillantes et de couleur jaunâtre. Il est vrai que lorsque l'on ne dispose pas bien le foyer du microscope, ces petits points mobiles paraissent obscurs et comme de couleur noire, mais l'instrument étant bien ajusté, vous avez pu les voir avec tous les caractères dont je vous ai déjà parlé. Le docteur Freire nous dit que son microbe se reproduit dans le bouillon et dans la gélatine, et plus tard je vous dirai que j'ai vu le contraire, c'est-à-dire, que ce microbe ne se reproduit pas d'une manière aussi simple. Ainsi que moi, le Dr. Freire a vu ces granulations grandir et se transformer en cellules; mais je vous ai dit qu'en règle générale les petits organismes s'unissent deux à deux avant de grandir, et j'ai ajouté que beaucoup d'entre eux arrivaient à prendre des dimensions considérables et à se transformer en sphères solides et jaunâtres.

Je désire m'arrêter un instant pour examiner si le Dr. Freire a raison de considérer ces organismes comme de véritables *cryptococcus*.

A mon avis, les *cryptococcus* sont des organismes très simples qui se présentent sous l'aspect de simples vésicules, sans mouvement aucun, et qui se reproduisent par la formation de petits bourgeons dans les vésicules anciennes. Personne, que je sache, n'a décrit dans des *micrococcus* la reproduction par les anthéridies, reproduction sexuelle que l'on a vue seulement chez certaines algues, ou chez des champignons d'une organisation supérieure.

D'autre part, dans l'étude que j'ai faite des

urines, des matières vomies et des autres liquides provenant des malades de fièvre jaune, à
côté des granulations mobiles précitées, j'ai vu
d'autres éléments très importants dont, pour
plus de clarté, je ne vous avais pas parlé jusqu'à présent. Le moment est venu de les décrire et d'en bien déterminer l'existence. A
côté des petites granulations, vous disais-je, il
se présente de gros et nombreux mycéliums
dont quelques uns sont passablement longs.

Ces mycéliums se rencontrent même dans les
urines récemment sorties de la vessie, et cette
circonstance nous prouve qu'ils ne sont pas venus d'une façon accidentelle. Ces gros mycéliums sont tellement abondants dans les urines
des malades de fièvre jaune, que toutes les fois
que l'on fait quelque préparation avec ces liquides, au bout d'un ou deux jours, l'atmosphère de l'habitation en est imprégnée, et ils
se déposent sur les verres couvre-objet. Il
nous est fréquemment arrivé d'alterner nos
études et d'opérer tantôt sur des urines venant
de malades de *vomito noir*, tantôt sur des urines de différents malades, et nous avons conti-
nuellement observé ce que je viens de vous dire: quand on opère sur des urines autres que
celles qui viennent des malades de *vomito*, il
arrive quelquefois que des poussières de l'atmosphère viennent se déposer sur le verre cou-

vre–objet, mais elles n'ont pas l'aspect des mycéliums; quand, au contraire, on étudie des urines de malades de fièvre jaune, les mycéliums abondent immédiatement dans l'atmosphère et viennent se déposer sur le couvre–objet. Et cela a lieu si constamment, que cette observation est, j'en suis sûr, à la portée de quiconque voudrait se convaincre de son exactitude.

En laissant déposer les urines, et en ayant soin d'en prendre une partie des couches inférieures avec une pipette, on ne trouvera pas une goutte qui ne laisse voir un ou plusieurs mycéliums volumineux; si la goutte est un peu trop grosse pour que le verre couvre–objet parvienne à la recouvrir entièrement, et s'il reste une petite quantité d'urine sur les bords, cette urine, au contact de l'air, perd sa partie liquide par l'évaporation, et les mycéliums desséchés sont facilement enlevés par les courants atmosphériques.

L'existence de ces tubes mycéliaux dans l'urine, dans les matières vomies et dans les autres liquides de l'économie nous dit que l'organisme générateur de la fièvre jaune ne peut être un *cryptococcus*, puisque les *cryptococcus* ne viennent jamais des mycéliums, mais sont tout simplement des éléments cellulaires.

Ontre les granulations et les mycéliums, on

rencontre fréquemment d'autres éléments qui, quoique moins communs ne laissent pas de se montrer parfois. Il y a des urines dans lesquelles on voit des cellules très grosses, vides, de forme ovoïde et d'un volume qui atteint parfois 60 millièmes de millimètre. Ces cellules ont l'aspect de sacs vides, ou de petites bourses, ainsi que je les ai appelées en plusieurs occasions, et elles contiennent ordinairement à l'intérieur des points rougeâtres ou jaunâtres qui leur donnent une certaine ressemblance avec l'aventurine.

Dans l'urine d'une malade convalescente de la fièvre jaune, les petits sacs étaient si nombreux qu'on les comptait par centaines, et M. le Dr. Pablo Martinez del Rio a eu plusieurs fois l'occasion de les examiner avec moi.

Enfin, l'on voit ordinairement dans ces urines des masses amorphes, de couleur blanc-jaunâtre, qui semblent formées de tissu mycélial, comme si quelques gros mycéliums eussent été réduits en fragments qui auraient été entraînés par les urines.

J'ai vu tous ces éléments, non pas une, mais plusieurs fois, soit dans les urines recueillies à Mexico chez des malades de fièvre jaune, soit dans les urines envoyées de Veracruz. Plus tard, nous rendrons compte de l'origine de ces résidus, nous bornant pour le moment à constater qu'ils ne s'accordent pas bien avec l'existence d'un simple *micrococcus*, tel que le suppose le Dr. Freire.

Je puis vous fournir encore d'autres preuves que les éléments rencontrés dans les urines de nos malades de fièvre jaune appartiennent à un degré d'organisation supérieure à celle des *micrococcus*, et en voici une:

J'ai placé sous un verre porte–objet une goutte de la première urine que j'avais reçue de Veracruz et je l'ai recouverte avec le verre couvre–objet: aussitôt, j'ai aperçu les mêmes éléments dont j'ai parlé, granulations mobiles et cellules plus ou moins développées, résultant de l'union de deux des organismes élémentaires.

Deux ou trois jours après, j'ai commencé à remarquer que les plus grosses cellules produisaient, les unes un petit mamelon, les autres, deux à leurs pôles opposés; ces petits mamelons s'allongeaient peu à peu et se transformaient en tubes mycéliaux, se divisant et se subdivisant, plusieurs fois. Un grand nombre de ces mycéliums débordaient le verre porte-objet, et en parvenant à l'extérieur, ils semblaient recouvrer une vigueur nouvelle en se divisant plusieurs fois, et en s'entrecroisant de manière à ressembler à ces haies formées de branchages que nous voyons fréquemment dans nos campagnes.

Cette observation nous démontre que les grosses cellules ne produisent pas directement d'autres cellules, comme cela arriverait chez un simple *micrococcus*, mais que ces gros éléments produisent des mycéliums qui, plus tard, peutêtre, pourraient donner leurs spores; du reste, il ne s'agit pas dans ce cas des organisations les plus simples: mais bien d'une cryptogame supérieure aux *micrococcus*.

Je ne base pas la conclusion à laquelle je suis arrivé seulement sur l'observation que j'ai faite, et pour ne pas manquer à la vérité, je dois confesser que cette fois–ci, je n'ai pas vu la reproduction complète du champignon. Mais d'autres observateurs ont été plus heureux et ont été à même de voir les spores, comme je vous le dirai plus tard. Pour le moment, je me bornerai à vous dire qu'au mois d'Avril 1884, le Dr. Silva Araujo, du Brésil, a publié dans un numéro de la "Union Medica de Rio–de–Janeiro," un mémoire dans lequel il dit, qu'après avoir pris connaissance des travaux des Drs. Freire, Gama Lobo, Araujo Goes, Lacerda, Couty, Beauperthuis et des miens, il s'est proposé d'étudier lui–même les matières vomies, les urines et autres liquides de l'organisme des malades du *vomito noir*. Il a fait ces études de concert avec le Dr. Mayrinck et M. Vieira de Mello, étudiant en médecine de 6ème. année. Quelque temps après, M. le Dr. Moncorvo se joignit à eux.

Dans son compte-rendu de leurs observations sur une préparation faite avec l'urine, il dit textuellement:

"*Nous avons rencontré une véritable forêt de tubes, c'est-à-dire, de rameaux d'un végétal microscopique. Tout le champ du microscope était sillonné par ces tubes qui étaient larges, longs et dont les contours étaient très nets et très visibles. D'espace en espace, ces tubes portaient des boutons ou bourgeons semblables à ceux de la canne à sucre. Parmi ces tubes, quelques uns étaient droits; d'autres, un peu irréguliers, décrivaient des lignes courbes ou brisées. Beaucoup se divisaient en deux branches qui, plus haut, à leur tour, se subdivisaient également.*"

J'interromps ici la description du Dr. Silva Araujo; ce que j'ai cité me suffit pour atteindre le but que je me suis proposé. Je voulais vous faire voir pour l'instant que non seulement moi, mais d'autres observateurs avons vu les mycéliums sortir des éléments qui se rencontrent dans l'urine des malades de fièvre jaune.

Plus tard, je vous ferai remarquer que plusieurs autres observateurs mexicains, les Drs. Ponce de Leon et Paliza, de Culiacan, ainsi que le Dr. Valadez, de Mazatlan, ont également vu naître un champignon complet, non seulement dans les urines, mais aussi dans le sang des malades de la fièvre jaune. Tout cela nous démontre que le Dr. Freire n'a pas raison de classer parmi les *micrococcus,* les cellules dans lesquelles les granulations de la fièvre jaune se transforment.

Avant de vous rendre compte de la description du champignon du *vomito noir,* et avant de vous faire connaître les différentes phases sous lesquelles il se présente, je veux suivre l'ordre chronologique de mes études et vous montrer certaines propriétés de la granulation élémentaire.

Fortement préoccupé par les travaux de M. Pasteur, je voulus m'assurer si ces microbes étaient capables de se reproduire dans quelques liquides stérilisés: Je préparai un bouillon de veau d'après les indications de cet auteur, et quand je le jugeai bien stérilisé, je déposai une petite quantité de nos granulations dans un flacon rempli de ce bouillon, et pendant un espace de quinze jours, j'abandonnai la préparation à une température moyenne de 27° à 38°. J'eus soin de placer dans les mêmes conditions un autre flacon du même liquide, mais dans lequel je n'avais rien déposé. Au bout de quinze jours, j'examinai les deux liquides, et le résultat fut le suivant: celui dans lequel je n'avais rien déposé était parfaitement transparent et je n'y pus rencontrer aucun des organismes de la putréfaction; dans l'autre flacon, c'est-à-dire, celui dans lequel j'avais mis les granulations, la transparence était aussi complète que dans le premier, et le microscope révélait seulement l'une ou l'autre des granulations de la fièvre jaune, mais en si petit nombre, que l'on pouvait croire que c'étaient celles qui avaient servi de semence. J'en ai conséquemnent déduit que l'organisme que nous sommes en train d'étudier n'est pas capable de se reproduire directement dans les liquides stérilisés.

J'ai fait ensuite une observation qui venait simplifier mes expérimentations et qui m'a épargné la peine de me servir de liquides stérilisés. Vous savez que les organismes de la putréfaction sont anaérobies, c'est-à-dire, que ce sont des organismes qui ne peuvent supporter l'oxygène de l'air et qui succombent aussitôt que cet élément vient à agir sur eux. M. Pasteur a démontré ce fait jusqu'à l'évidence, et beaucoup de chirurgiens, se basant sur ce principe, ont conseillé de laisser les blessures à découvert et en contact libre avec l'air atmosphérique. Si les solutions de continuité ne formaient pas des petits angles ou des sinuosités dans lesquels l'air atmosphérique pénètre difficilement, le moyen serait efficace; mais dans toute plaie, si régulière qu'on la suppose, on trouvera toujours des petites cavités où les germes pourront se loger facilement, et où l'oxygène de l'air arriverait avec difficulté, tant à cause de l'étroitesse de la voie, qu'en raison de l'exsudation des liquides: or tous ces endroits deviendront autant de sources d'infection et de septicémie. Cependant, il est si vrai que l'oxygène est le meilleur désinfectant, que M. Miquel, dans ses intéressantes recherches sur les anti-septiques, place en premier lieu l'eau oxygénée, c'est-à-dire, un liquide capable de fournir l'oxygène.

Le premier d'entre vous, Messieurs, pourra se convaincre quand il lui plaira, de l'influence délétère de l'oxygène sur les organismes de la putréfaction, et il suffira de répéter les expériences que j'ai faites. J'ai pris des urines de différents individus, les uns en bonne santé, les autres malades; j'ai recueilli des urines de plusieurs malades de diverses affections fébriles, d'albuminurie, de catarrhe de la vessie, etc. J'ai abandonné ces urines à la putréfaction spontanée, et j'ai rencontré des variétés infinies de microbes. J'ai placé ensuite ces urines sur des plats assez larges pour offrir une grande superficie à l'évaporation, et de temps en temps, j'examinais les changements qui avaient eu lieu. J'ai constamment remarqué la diminution des micro-organismes à mesure que la dessication s'avançait, et quand elle arrivait à être complète, c'est-à-dire, quand le résidu pouvait se réduire en poussière, tous les organismes avaient complètement disparu.

Si alors, dans une goutte d'eau distillée, on mettait une petite quantité de ces résidus, le microscope révélait des cristaux, des lamelles épithéliales, des cellules de pus, etc., mais aucun organisme doué de mouvement, soit bactéries, vibrions, bacilles, ou autre chose semblable. Tout vestige de vie avait entièrement cessé.

Je dois avouer que dans quelques urines, j'ai trouvé un peu de fermentation muqueuse, et que ce liquide visqueux, incapable de s'évaporer, empêchait la dessication complète, et par conséquent, l'action de l'oxygène sur les organismes que renfermaient ces urines ne pouvait se produire.

J'ai rencontré aussi le même cas dans quelques liquides qui contenaient de la graisse, et la graisse agissant comme le principe muqueux dont je viens de parler, les organismes de la putréfaction ne disparaissaient pas complètement. Vous comprendrez parfaitement que ces exceptions viennent prouver la vérité de la doctrine, en démontrant que chaque fois qu'une cause quelconque empêche le libre accès de l'oxygène de l'air, les germes de la putréfaction ne disparaissent pas complètement.

Après m'être convaincu de cette doctrine générale, j'ai exposé plusieurs fois à l'évaporation
spontanée différentes urines provenant de malades du *vomito noir*. Lorsque l'évaporation
était complète, et que le résidu pouvait déjà se
réduire en poussière, j'ai répété la même expérience. J'ai déposé sur un verre porte-objet
une goutte d'eau distillée dans laquelle j'avais
mis une très petite quantité de résidu des urines en question, et j'ai constamment aperçu des
milliers de milliers de granulations de la fièvre
jaune avec leur activité et leur mouvement caractéristiques, bien que quelques unes se fussent
réunies par pelotons.

Dans la dernière leçon, vous avez vu ces granulations entièrement vivantes. Eh bien! sa-
chez que j'ai pris ces granulations d'un résidu
d'urine conservé parfaitement sec depuis plus
de trois ans, et qu'il m'a suffi de détacher de ce
résidu ce qui peut adhérer à une pointe d'aiguille pour apercevoir ce que vous avez vu,
c'est-à-dire, une quantité innombrable de microbes.

Il est donc évident que ces organismes diffèrent de ceux de la putréfaction en ce que ceux-
ci sont anaérobies, tandis que ceux-là sont aérobies. Une fois cette propriété connue, il nous
est facile de nous en servir pour séparer les organismes les uns des autres, et pour nous évi-

ter de stériliser les liquides. Si nous dégraissions bien le bouillon, et si nous y semions les microbes de la fièvre jaune, ils pourraient très bien se reproduire en même temps que se développeraient ceux de la putréfaction; mais plus tard, l'évaporation des liquides tuerait les microbes de la putréfaction, et laisserait parfaitement vivants ceux du *vomito noir*.

Me basant sur ce fait, j'ensemençai différentes fois notre microbe dans les urines normales, dans la sérosité du sang de taureau, dans plusieurs bouillons, dans l'eau de mer, etc., et j'obtins pour résultat constant la non—reproduction des granulations caractéristiques.

J'ai pensé que sans doute quelques unes des conditions de température ou d'humidité qui se trouvent sur nos côtes manquaient à mes expériences, et je les ai recommencées. J'ai placé les liquides dans une étuve, à une température moyenne de 38° à 40° et j'ai disposé des vases contenant de l'eau de mer pour que l'atmosphère pût se saturer de vapeurs analogues à celles de notre littoral. Mes espérances furent déçues, car je n'ai jamais pu obtenir la reproduction du microbe.

Après m' être convaincu que cet organisme ne peut se reproduire dans les liquides, j'ai pensé à l'inefficacité des inoculations que le Dr. Freire a commencé à faire, après moi, au Brésil,

puisque cet observateur prétend inoculer le microbe qui s'est reproduit dans le bouillon ou
dans la gélatine.

Dans une prochaine leçon, messieurs, je vous
parlerai du champignon complètement développé et de sa classification.

CINQUIÈME LEÇON.

—

Messieurs:

Dans notre dernière réunion, j'ai tâché de
vous convaincre que l'organisme de la fièvre
jaune ne peut être un simple *micrococcus*, et à
l'appui de cette assertion, je vous ai montré les
formes diverses des résidus rencontrés dans
l'urine; je vous ai répété plusieurs fois que l'on
y voit, entre les granulations élémentaires et
les cellules dans lesquelles se transforment les
gros mycéliums, des fragments de ces derniers,
des cellules vides sous forme de petits sacs assez
volumineux, et enfin des petits fragments qui
ressemblent à l'aventurine.

Tous ces éléments ne peuvent appartenir à
un organisme aussi simple que le *micrococcus*.

De plus, ces petits êtres se reproduisent facilement dans les liquides, et nous n'avons rien

obtenu de semblable avec les microbes de la fièvre jaune, quoique nous les ayons déposés dans différents liquides et placés dans les conditions les plus favorables à la reproduction.

Il est enfin démontré par nos observations, par celles du Dr. Silva Araujo, du Brésil, et par MM. Ponce de Leon, Paliza et Valadez, que les éléments renfermés dans les urines dont nous nous occupons sont capables de produire des mycéliums, propriété qui ne peut appartenir au genre *micrococcus*.

Quel est le champignon qui se développe dans la fièvre jaune? A quel groupe appartient-il, et quels sont ses caractères physiques? Telles sont les questions dont nous nous occuperons dans la présente leçon.

En essayant de chercher un moyen quelconque pour la reproduction des granulations élémentaires que nous avons vues dans l'urine, j'ai mis une certaine quantité de ces granulations dans un liquide composé d'eau, de sucre et d'un peu de cendre, et j'ai laissé le mélange dans un verre. Après l'évaporation de la partie liquide de ce mélange, il est resté un résidu jaunâtre, formé par les granulations, le sucre et les sels de potasse et de soude contenus dans la cendre. Quelque temps après, je remarquai que sur les parois du verre, et à partir du niveau du résidu, il se formait une pellicule blanchâtre qui, peu à peu, s'étendait sur les parois du verre. Elle grossissait de jour en jour et devenait plus épaisse, tandis qu'à sa surface apparaissait une coloration légèrement obscure.

Je commençai à examiner cette moisissure au microscope, et je m'aperçus qu'elle était formée par un champignon que je n'avais jamais vu jusqu'alors. J'avais examiné beaucoup de ceux qui se développent à la surface des urines vieillies, sur des corps organiques en putréfaction, dans le pain moisi, et dans les fruits gâtés, mais aucun de ces champignons, ne ressemblait à celui que j'avais sous les yeux. Ceux que j'avais étudiés auparavant étaient, ou des *mucorinés*, ou des *coniodés*, quelques uns des *mucédinés*, tandis que le nouveau type que j'étudiais offrait des caractères très différents.

Dans la chromolithographie que je vous présente, vous verrez figuré le champignon tel que je l'ai décrit à l'Académie de Médecine, dans le premier Mémoire que j'ai lu le 26 Octobre 1881.

Dans la *première figure*, vous verrez représenté le réseau du mycélium, et je vous ferai remarquer que les fils mycéliaux sont beaucoup plus gros et beaucoup plus vigoureux que ceux que nous rencontrons dans les champignons contenus ordinairement dans les urines ou dans les substances organiques en décomposition.

Lorsque le réseau du mycélium est déjà assez vigoureux, on voit apparaître aux extrémités de quelques uns des fils des dilatations qui ressemblent, par leur forme, au bulbe olfactif, communément appelé nerf olfactif. Ces dilatations ne se rencontrent qu'à l'extrémité des fils mycéliaux, et par conséquent, il s'agit d'un champignon *acrospore*. Ces dilatations terminales augmentent peu à peu de volume et un pointillé obscur apparaît à leur surface. (*Fig.* 2.) Plus tard, on voit autour de la dilatation une auréole formée de petits filaments, tels qu'ils sont représentés dans la même *figure* 2. Ensuite la grosse tubérosité se couvre de cellules qui grandissent et se développent avec le temps. Cela fait que lorsque l'on examine une de ces dilatations en plein développement, on voit une grosse sphère formée de petites cellules dont les plus extérieures sont plus grosses que celles du centre. Vous voyez cette disposition représentée dans la *figure* 3. Peu à peu, ces grosses cellules tombent et laissent à découvert la dilatation oogonique dans laquelle elles se sont formées. Dans la *figure* 4, vous pouvez voir une de ces dilatations portant la *lettre O*.

Si on l'examine avec soin, on peut voir que l'enflure oogonique est formée par un grand nombre de tubes coniques, unis au centre par leur vertex et présentant leur base ouverte dans la périphérie. J'ai pu voir à l'intérieur de ces tubes des petites cellules qui n'arrivaient pas encore à l'extrémité extérieure ou évasée.

Messieurs, il est très important d'étudier ces cellules qui viennent de l'intérieur des tubes et qui, réunies, forment les grosses têtes des dilatations oogoniques. Comme je vous l'ai dit, dès qu'elles sont arrivées à leur parfaite maturité, ces grosses cellules se détachent de l'endroit de leur naissance. Nous les rencontrons alors avec un diamètre de 15 à 20 millièmes de millimètre. Elles ont une couleur jaune obscur qui ressemble à celle du café au lait, et l'on remarque à l'intérieur un pointillé plus obscur parfaitement perceptible. J'ai dit que ces cellules, par les nombreuses granulations que l'on voit à leur surface, ressemblent à une petite *tuna* (figue de Barbarie).

Si dans cet état, on fait arriver une goutte d'eau sur la préparation, on voit la cellule se rompre en un point quelconque de sa périphérie, et il sort de son intérieur des petites granulations qui, aussitôt qu'elles ont touché l'eau, commencent à nager avec les mêmes mouvements que nous connaissons déjà aux granulations des urines, et chose remarquable, et sur laquelle j'appelle toute votre attention, ces granulations s'unissent deux à deux et se transforment en cellules analogues à celles que nous voyons se former dans les urines des malades de fièvre jaune. Ces transformations sont représentées dans les *figures* 4 *et* 5 de la planche que vous avez sous les yeux.

Dans ces mêmes figures, vous verrez representés, par la *lettre R*, quelques uns des corps que j'ai comparés à l'aventurine. Vous pouvez voir que ces corps sont les cellules mêmes d'où sont sorties les granulations, et qui, en vieillissant, ont pris cet aspect.

Vous avez ici, Messieurs, le champignon tel que je l'ai eu développé dans le verre, et je vous certifie que les figures que vous examinez sont la fidèle reproduction de ce que nous avons vu au microscope. M. le Dr. Mejia, ici présent, vous attestera la vérité des faits. M. Mejia et MM. Larios et Pintado ont eu la bonté de copier, d'après nature, les figures que je vous présente.

Maintenant que le champignon nous est connu, nous allons essayer de le classifier, et pour y arriver, je vais suivre la méthode de classification donnée par le Dr. Bertillon, dans le *Dictionnaire Encyclopédique des Sciences Médicales de Dechambre*, à l'article CHAMPIGNON.

Le Docteur Bertillon divise les champignons en deux grands groupes: les *Sarcodés* et les *Asarcodés*. Ceux compris dans les *Sarcodés* sont, comme leur nom l'indique, ceux qui présentent une masse charnue, généralement en forme de chapeau, et que nous rencontrons fréquemment dans les champs.

Aux *Asacordés* appartiennent les champignons qui n'offrent pas cet aspect charnu, mais qui sont formés par des filaments isolés, et par des spores de différentes grandeurs.

Il est évident que le champignon que nous étudions appartient au second groupe, c'est-à-dire, aux *Asarcodés*. L'auteur divise ceux-ci en deux ordres: 1º, les *Némates; 2º,* les *Conidiacés.*

Il appelle *Némates* ces cryptogames filamenteuses dans lesquelles l'insertion des spores est bien déterminée, ou en d'autres termes, celles dans lesquelles on peut voir le point de naissance des cellules reproductives. Vous avez vu que dans notre champignon, qui est filamenteux, on peut très bien étudier les dilatations oogoniques d'où viennent les cellules; on peut même voir qu'elles viennent de l'intérieur des tubes dont la réunion forme les grosses dilatations. C'est pourquoi le champignon que nous étudions est un *Némate,* et non un *Conidiacé.*

Les *Némates* se divisent en deux sous-ordres: 1º, les *Endospores; 2º,* les *Exospores.* Les *Endospores* sont ceux chez lesquels les spores se forment à l'intérieur des dilatations oogoniques on sporangiales plus ou moins marquées; et l'on appelle *Exospores*, ceux dont les spores se développent en dehors des filaments. Il suffit de définir ces deux classes pour se convaincre que notre champignon appartient aux *Endospores*. Les *Nématés endospores* sont ou *Parasites* ou *Saprophites*, selon qu'ils se développent dans les êtres vivants ou dans les détritus d'organisations mortes. L'organisme dont nous nous occupons est donc un *Parasite*, puisque nous supposons que c'est lui qui, dans son développement, donne lieu à l'ensemble des symptômes connus sous le nom de *fièvre jaune*.

Bertillon divise les *Endospores Parasites* en deux familles: 1º, les *Péronosporées;* 2º, les *Ascomycées*. Il nomme *Péronosporées* les cryptogames formées de filaments longs et déliés qui présentent des dilatations oogoniques d'où viennent directement des spores ou des zoosporanges chargés de spores. Il qualifie d'*Ascomycées*, les cryptogames formées par des conceptacles tubuleux ou claviformes, au vertex un peu gonflé et courbé desquels on rencontre huit spores et plus.

Sans aucun doute, le champignon qui s'est développé dans le verre est une *Péronosporée*, et non une *Ascomycée*.

En résumé, la plante que nous étudions appartient au groupe des *Asarcodés*, ordre des *Nématés*, sous–ordre des *Endospores Parasites*, et à la famille des *Péronosporées*.

J'ai proposé, Messieurs, de distinguer par l'adjectif latin *luteus, a, um,* qui veut dire jaune, cette péronosporée à laquelle nous devons la "*Fiebre amarilla*" en espagnol, "*Fièvre jaune*" en français, et "*Yellow Fever*" en anglais.

Deux mots encore sur la dénomination des différentes parties qui constituent cet organisme.

Je ne parlerai pas du mycélium, que tout le monde connaît sous ce nom, mais aux dilatations terminales du mycélium que quelques uns appelleraient *sporanges,* je donne le nom de dilatations *oogoniques,* parce que ce sont elles qui portent les rudiments des germes, et je réserve le nom de *zoosporanges* aux cellules qui viennent de ces dilatations et qui portent à l'intérieur un grand nombre de zoospores.

Vous savez très bien que si quelques champignons produisent directement des spores, c'est-à-dire, des semences qui reproduisent tout de suite l'espèce, il y en a d'autres qui ne donnent pas immédiatement des spores, mais de petites granulations qui ne sont pas encore de véritables graines, et qui, en s'unissant deux à deux, et en formant une espèce de copulation, arrivent à se transformer en véritables spores. Ce sont ces granulations douées de mouvement que l'on a appelées zoospores, en raison de leur ressemblance avec de petits animalcules. Vous ne devez donc pas confondre la spore avec la zoospore, et la plante dont il est question ne donne pas directement des spores, mais de petites granulations zoosporiques que nous avons vues disséminées dans toute l'économie des malades de fièvre jaune, et qui,*après leur accouplement, se transforment en véritables cellules sporiques qui donnent la teinte jaunâtre aux malades et aux cadavres.

Maintenant que nous connaissons bien les parties constitutives de notre champignon, nous appellerons désormais les choses par leur nom: Nous nommerons *mycéliums*, les tubes qui se trouvent dans les urines; les granulations que nous connaissons sous le nom d'élémentaires s'appelleront *zoospores;* nous donnerons le nom de *spores* aux cellules jaunâtres plus ou moins grossies, et enfin, nous nommerons sacs *zoosporangiaux*, les grosses cellules en forme de sac ou de bourse.

Avant d'aller plus loin, je dois, Messieurs, m'arrêter un instant pour dissiper quelques doutes qui pourraient s'être formés dans votre esprit. Quelles sont mes données pour vous affirmer que ce champignon est bien celui qui se développe dans la fièvre jaune? S'il s'est formé dans un verre exposé à l'air libre, et dans lequel, par la même raison, différents germes ont pu tomber, pourquoi affirmer que cet organisme est celui qui détermine la maladie? J'ai plusieurs preuves à l'appui de mon assertion, et je vais essayer de vous les fournir d'une manière succincte:

1º, En examinant les résidus contenus dans le verre, j'ai rencontré un grand nombre de cellules qui, soit sur un point de leur circonférence, soit aux deux pôles opposés, produisaient des filaments mycéliaux: ce grand nombre de cellules en prolifération me disait que le germe se trouvait dans le verre même, et non pas en dehors, parce que si l'on peut facilement supposer qu'un germe errant ait pu tomber accidentellement dans le verre, il n'est pas possible d'admettre qu'il ait pu tomber dans ce même verre une grande quantité de ces cellules déjà en prolifération, et puisque, jusqu'à ce jour, personne n'avait vu un champignon semblable à celui-là.

2º, Les gros tubes mycéliaux qui partaient du résidu jaunâtre du verre se voyaient parfaitement remplis de ce même résidu.

3º, Je rencontrais, réunis dans ce champignon, tous les éléments que j'avais déjà vus disséminés dans les liquides provenant des malades de fièvre jaune: les tubes mycéliaux, les sacs zoosporangiaux, et surtout les zoospores de la même grandeur, de la même couleur, du même aspect et avec les mêmes mouvements que celles que je connaissais dans l'organisme de nos malades;

de plus ces zoospores s'unissaient comme elles
deux par deux, pour grandir et se transformer
en spores jaunes et volumineuses; enfin, je rencontrais dans les sacs zoosporangiaux devenus
vieux, les corps à l'aspect d'aventurine que
j'avais décrits auparavant dans les urines et
dans les matières vomies. Si, cependant, il vous
restait encore quelque doute, je vais vous citer
une expérience qui vous convaincra, je l'espère:

Si chez un chien, ou chez un lapin, vous injec-
tez un peu d'urine d'un malade de fièvre jaune,
le jour suivant, vous rencontrerez dans les urines de l'animal, les mêmes zoospores avec leurs
mouvements caractéristiques et leur transformation en cellules sporiques. Eh bien! si au
lieu d'inoculer l'urine, vous faites macérer un
petit fragment de ce champignon dans l'eau
distillée afin de faciliter la sortie des zoospores
de leurs sacs zoosporangiaux, et si vous injec-
tez ce liquide ainsi préparé chez un animal, le
jour suivant, vous rencontrerez dans son urine
les mêmes caractères que si vous lui aviez inoculé l'urine d'un malade de fièvre jaune.

Vous voyez donc, Messieurs, qu'il n'est pas
possible de douter de l'identité de ce champignon et des éléments que nous rencontrons dans
les liquides provenant des malades attaqués du
vomito noir.

D'autres observateurs ont également vu des champignons se développer dans les matières qui proviennent des malades de la fièvre jaune:

A la page 555 du "*Report of the Board of Health of the State of Louisiana to the General Assembly for the year 1882 and the first six months of 1883, embracing the Quarantine and sanitary operations of the Board of Health during the period of eighteen months, January 1st. 1882, July 1883,*"—Imprimé à Bâton-Rouge, 1883—le Dr. Joseph Jones s'exprime ainsi: "On a mélangé du sang avec une solution de sucre blanc cristallisé. Au bout d'une semaine, il s'est formé à la surface libre du liquide une masse fungoïde de couleur jaune foncé. Vu au microscope, ce champignon ressemblait à l'*aspergillus glaucus*. Les spores variaient entre un tiers et un quart de millième de pouce de diamètre; les tiges sporifères étaient chargées de spores; les sporanges, le mycélium et les zoospores étaient bien développés."

En commentant ce passage dans mon deuxième Mémoire à l'Académie de Médecine de Mexico, je disais: "Ce rapport est certainement très confus, et dans le cas présent, on peut se demander s'il ne s'est développé qu'une variété de champignon? Quelles étaient ces spores si volumineuses qui avaient jusqu'à un tiers de millième de *pouce* de diamètre? Ne seraient-ce

pas les zoosporanges que j'ai vu sortir des dilatations oogoniques dans la *peronospora lutea?*
Comment peut-on rencontrer dans la même variété de champignon des tubes sporifères, des
sporanges et des zoospores? Quoiqu'il en soit,
le fait est que le Dr. Joseph Jones a vu se développer un champignon dans lequel il y avait
des sporanges, ou dilations oogoniques, et en
même temps des *zoospores bien développées.*

Or, tout le monde sait que les champignons
dans lesquels la reproduction a lieu par le moyen des zoospores sont relativement peu nombreux; je me félicite donc de ce que le Dr. Jones
ait vu un champignon de ce genre se développer dans le sang d'un malade de fièvre jaune,
et je suis tout porté à croire qu'il ressemble
beaucoup à ma *peronospora lutea.*

Le Dr. Schmidt, également de la Nouvelle-
Orléans, a écrit un excellent traité sur l'anatomie pathologique de la fièvre jaune, imprimé à
Chicago en 1881. Je dois vous prévenir que le
Dr. Schmidt est ennemi déclaré de la théorie
du germe, et il le répète plusieurs fois dans son
ouvrage. En conséquence, on ne peut l'accuser
de parti pris, et ses paroles peuvent être accep-
tées sans crainte qu'il ait été aveuglé par un
préjugé qui le porterait à voir des germes là
où il n' y en a pas.

Parlant de l'étude qu'il a faite sur un foie

provenant d'une personne morte de la fièvre jaune, il dit:

"Me rapportant aux changements patholo- giques rencontrés dans le parenchyme de ce foie, je ne puis manquer de mentionner une découverte singulière que j'ai faite dans des coupes pratiquées dans les parties bleu–obs- cur dont j'ai parlé précédemment et qui con- siste dans la rencontre du *mycélium* d'un tout petit champignon parasite qui étendait ses nom- breux filaments dans le parenchyme de ces par- ties du foie. *N'étant pas un défenseur enthou- siaste de la soi–disant théorie du germe*, j'aurais négligé de mentionner cette observation, si les circonstances qui se rapportent à la présence de ce champignon dans un endroit si inusité n'a- vaient montré que la petite plante était appa- rue dans le foie après la mort et d'une manière accidentelle. *Mais il n'en est pas ainsi, car les probabilités d'un tel accident sont fort invraisem- blables.* L'autopsie fut faite deux heures et de- mie après la mort; le foie fut l'un des premiers organes retiré du corps; placé immédiatement dans un vase, il fut couvert avec de gros mor- ceaux de glace et laissé ainsi pendant près de deux heures. On le divisa ensuite en plusieurs parties desquelles on coupa de petits cubes d'un pouce à un pouce et quart de diamètre."

"Ces cubes furent mis dans une quantité suf-

fisante de liqueur de Müller, en même temps
que de petits morceaux de rein et d'autres organes. Deux jours après, on renouvela le liquide, et cette opération fut répétée deux autres
fois encore, jusqu'à ce que les petits morceaux
fussent suffisamment endurcis. Ils furent alors
placés dans un mélange d'alcool et d'eau dans
la proportion de 50 p%. Peu de jours après,
je les remis dans la liqueur de Müller, et j'e-
xaminai alors quelques petites coupes faites
simplement à la main, et prises dans les parties bleu–obscur décrites auparavant; je pus
alors observer spécialement sur les bords amin-
cis de la coupe le champignon qui consistait
en une *spore mûre des pôles opposés de laquelle
se détachaient des filaments de germination.* On
voyait chaque filament parfaitement limité sur
ses bords par une marge bien marquée, et l'intérieur était rempli d'une rangée très claire de
granulations. Je dois avouer que je ne savais
tout d'abord comment interpréter la présence de
semblables éléments, jusqu'au moment où je
trouvai un filament bifurqué et jusqu'à ce que je
notai un brillant tout particulieur sur quelques
unes des granulations de l'intérieur. Ce fut alors
que je commençai à soupçonner que ce que j'ob-
servais était réellement un champignon. Cependant ces éléments pouvaient être confondus
avec les longues cellules en forme de fuseau,

mais un examen attentif faisait facilement reconnaître les différences qui existaient entre les
unes et les autres."

"Lorsque les petits morceaux de foie furent
suffisamment endurcis, il me fut facile d'étudier les plus petits détails de ce champignon
sur des coupes minces faites à l'aide du microtome. Après un examen soutenu, je conclus
qu'il appartenait à l'une des familles les plus
simples dans leur structure. Les premiers éléments que j'observai sur les bords de la coupe,
ou flottant dans les environs, étaient des spores
développées; chacune d'elles donnait naissance
à deux ou trois filaments dont la longueur était
de quatre à six fois plus grande que celle du
précédent. A l'extrémité de chacun de ces filaments, il s'était formé un sporange qui contenait deux ou trois spores, et en diverses occasions, je constatai leur détachement et la chute
du sporange de son filament. Dans plusieurs
spécimens, les filaments offraient dans leur tra-
jet un nombre plus ou moins grand de dilatations ou de vaciosités; dans quelques cas, ces
dilatations n'existaient que d'un côté et ressemblaient alors à de véritables *suçoirs;* dans quelques filaments, la base était beaucoup plus grosse
que l'autre extrémité, et on les voyait remplis
du protoplasme granuleux qui était venu de la
spore-mère; de plus, j'ai vu la désorganisation

de cette dernière. En d'autres cas, j'ai observé des filaments secondaires qui portaient aussi leur sporange, ou communiquaient avec un filament de la spore–mère. N'étant pas suffisamment versé dans le système de la *Mycologie*, quoiqu'ayant consulté quelques unes des œuvres qui traitent de cette matière, il m'a été très difficile de classer ce champignon. *Cependant, d'après sa manière de fructifier, il m'a paru ressembler aux péronosporées, plutôt qu'à toute autre famille.*"

"La présence de ce champignon dans le parenchyme du foie ne peut être considérée comme un fait vraiment extraordinaire, car on peut supposer que son germe existait primitivement dans la liqueur de Müller, et que de là, il est passé dans les fragments du foie. Mais en pareil cas, les germes devraient avoir envahi, non seulement les fragments de ce même foie, mais encore ceux des mêmes organes renfermés dans le vase. Il n'en fut pourtant pas ainsi, car, excepté les parties atrophiées de couleur bleu-obscur, il n'a pas été possible de rencontrer la moindre trace du champignon dans les parties du foie affectées seulement de dégénération graisseuse, non plus que dans les fragments des autres organes.

"En conséquence, l'explication la plus plausible du motif de la présence du champignon dans

cet endroit serait de supposer que le germe se
trouvait primitivement dans la liqueur de Müller, (bien que celle-ci fût de préparation récente), et qu'il avait choisi les parties atrophiées et
désorganisées du foie, comme le nid plus propre
à son développement. Je laisse aux partisans
de la théorie du germe le soin de décider s'il
serait possible que le champignon ou ses spores
entrassent par un chemin quelconque dans la
circulation de la veine-porte et arrivassent enfin à se loger dans quelqu'une des veines interlobulaires en causant une forte congestion et
l'atrophie consécutive dont j'ai déjà parlé."

"Quoiqu'il en soit, je crois cette observation
suffisamment intéressante pour être relatée dans
tous ses détails, bien que selon moi, elle n'ait
aucun rapport avec la pathologie de la fièvre
jaune."

Aujourd'hui, Messieurs, nous nous sommes
attardés plus longtemps que je ne le désirais.
Dans notre prochaine leçon, je prendrai la liberté de vous présenter quelques réflexions au sujet de l'observation du Dr. Schmidt, et nous
continuerons l'étude du champignon générateur de la fièvre jaune, étude qui, comme vous
le verrez, est un peu plus compliquée qu'elle
ne le paraît à première vue.

SIXIÈME LEÇON.

Messieurs:

Dans notre dernière leçon, je vous ai relaté une importante découverte faite par le Dr. Schmidt dans le foie d'un individu mort de la fièvre jaune. J'ai voulu citer textuellement les paroles de l'auteur, afin que vous y puissiez constater la lutte de l'observateur consciencieux contre les idées préconçues. Vous vous rappelez qu'avant de raconter les détails de sa découverte, il dit: "qu'il se serait dispensé de consigner ce fait, si les circonstances qui précèdent le développement du champignon avaient donné une explication claire et satisfaisante du développement de la plante dans l'organe après la mort." "*Mais*, ajoute le même auteur, *il n'en est pas ainsi, puisque les probabilités d'un pareil accident sont très invraisemblables.*" Il passe ensuite en

détail toutes les conditions de l'observation
pour montrer que l'arrivée accidentelle d'un
germe atmosphérique n'était pas probable. Il
nous dit que l'autopsie a eu lieu deux heures et
demie après la mort, circonstance qui ne permet
pas de supposer le commencement de la décomposition chez le cadavre. Il ajoute que le foie
fut le premier organe retiré du cadavre et qu'il
fut immédiatement recouvert avec de gros blocs
de glace. Peu après, on en coupa de petits
morceaux qui furent immédiatement déposés
dans la liqueur de Müller récemment préparée.
Cette liqueur fut renouvelée de temps en temps
jusqu'à ce que les parties du foie fussent convenablement endurcies, et on les fit alors macérer
dans un mélange d'alcool et d'eau au 50 p%.
On les remit encore dans la liqueur de Müller,
et ce fut alors que se firent les premières coupes
à la main, dans lesquelles fut découverte la cryptogame dont parle le Dr. Schmidt.

Vous voyez que l'auteur s'arrête scrupuleu-
sement pour détailler sa manière d'opérer afin
d'éloigner tout à fait l'idée que le germe ait pu
venir de l'air atmosphérique. Peu après, il présente lui-même une forte objection contre l'hypothèse que le germe ait pu se trouver dans la
liqueur endurcissante de Müller et il fait voir:
1º, que la liqueur avait été récemment préparée;
2º, que dans cette supposition, il n'était pas fa-

cile de comprendre comment le parasite se développerait exclusivement sur des points déterminés du foie, et non pas sur d'autres; 3º, que les reins et autres parenchymes n'avaient pas été envahis par le même germe.

Toutes ces raisons indiquaient la bonne foi de l'observateur consciencieux et les conséquences doivent être attribuées à l'homme préoccupé par une idée déterminée. Ainsi, le Dr. Schmidt, contre toutes les raisons que lui-même expose en détail, finit par admettre que le germe se trouvait probablement d'une façon accidentelle dans la liqueur de Müller, et que s'il s'est exclusivement développé dans les parties bleu-obscur du foie, c'est parce qu'il y avait rencontré le nid propice à son développement. Vous comprendrez que cette assertion est purement hypothétique, et qu'elle ne repose sur aucune preuve.

Réfléchissez un instant que l'expérience quotidienne nous enseigne que la liqueur de Müller est la moins propre à conserver intacts les germes qui existent habituellement dans l'air atmosphérique. Pour ce seul motif, on la considère, non seulement comme une liqueur propre à endurcir les tissus, mais aussi, comme une des meilleures pour les préserver de la putréfaction: ces propriétés ne sont pas compatibles avec la supposition que des germes tombés accidentellement dans cette liqueur puissent conserver leur vitalité.

Vous voyez donc combien est peu plausible la supposition du Dr. Schmidt.

Voyons si l'on peut raisonnablement admettre la seconde partie de son hypothèse. Le Dr. Schmidt suppose qu'il y a eu dans les parties bleu–obscur du foie une forte congestion des rameaux de la veine–porte; que le sang ne pouvant arriver aux veines suprahépatiques est retourné au système circulatoire par les capillaires des voies hépatiques à la capsule de Glison, et de là, à la circulation générale; de plus, il suppose qu'en vertu de ces troubles circulatoires, il est survenu une atrophie complète des cellules hépatiques, quoique différente de celle que nous voyons dans *l'atrophie jaune aiguë* du foie, et qu'au milieu de cette masse atrophiée la spore a rencontré un nid spécial pour son développement. Je vous répéterai que la dernière partie de l'hypothèse n'est pas impossible, mais qu'elle ne repose pas non plus sur des fondements bien solides, et qu'elle ne dépasse pas les bornes d'une simple supposition. Je veux cependant que nous nous arrêtions un instant pour examiner si la marche pathologique décrite par le Dr. Schmidt est d'accord avec les idées générales de la science. Je vous ferai immédiatement remarquer que cette congestion partielle du foie n'est signalée dans les altérations propres à la fièvre jaune par aucun des auteurs connus, ni même dans le traité du docteur américain, puisqu'il a décrit seulement ce qu'il appelle la dégénération graisseuse des cellules hépatiques. D'un autre côté, cet observateur distingué ne dit rien quant aux causes qui ont pu déterminer la congestion veineuse sur des points aussi limités du foie, et tant que cette cause n'est pas déterminée, il est impossible de définir si elle est due à un développement du champignon pendant la vie du patient, ou si le *germe qui existait accidentellement dans la liqueur de Müller y avait rencontré le nid propice à son développement.*

Mais suivons le Dr. Schmidt dans l'exposition de ses idées, et voyons s'il est possible d'admettre qu'une simple congestion hépatique ait pu atrophier et désorganiser les cellules de la glande, car à en juger par ce qui se passe dans des cas analogues, il est impossible d'admettre cette conséquence. Rappelez-vous combien les congestions hépatiques sont fréquentes, sans amener pour cela la destruction cellulaire. Et dans les cas de cirrhose vulgaire, ne voyez-vous pas se produire l'obstruction des rameaux de la veine-porte et le développement de la circulation supplémentaire, sans que pour cela la désorganisation de la cellule hépathique se produise?

En résumé, nous ne pouvons nous rendre compte de la cause qui a pu déterminer ces congestions partielles du foie, et quand bien même nous aurions pu les connaître, il nous eût été impossible de nous expliquer la raison de l'atrophie et de la destruction du parenchyme du foie. Si d'un côté, la marche pathologique nous est si peu connue, et si d'autre part, il n'est guère plus probable que le germe du champignon soit venu de l'air atmosphérique, n'est-il pas plus rationnel de supposer que le germe existait dans l'économie, et que pendant la vie, le parasite s'est développé sur des points déterminés du foie, causant ainsi la congestion et la désorganisation du parenchyme de l'organe?

Si le Dr. Schmidt avait vu dans le sang des malades de fièvre jaune les petites zoospores qui ne mesurent qu'un millième de millimètre de diamètre, et s'il avait connu leur propriété de se transformer en spores propres à la germination, *il ne laisserait pas aux partisans de la théorie du germe le soin de décider s'il était possible au champignon, ou à ses spores, de pénétrer par un chemin quelconque dans la circulation de la veine-porte et d'arriver finalement à se loger dans quelqu'une des veines interlobulaires en causant une congestion intense et l'atrophie qu'il a décrite auparavant.*

Après m'être arrêté pour vous faire connaître

et pour discuter l'opinion du Dr. Schmidt sur le champignon qu'il a découvert dans un foie de malade de fièvre jaune, et qui appartient à la famille des *péronosporées*, je vais poursuivre notre étude sur l'évolution de ce parasite.

Lorsqu'en 1881, j'ai observé dans un verre la reproduction d'un champignon dont j'avais auparavant vu les éléments dispersés dans l'économie des malades de fièvre jaune, et quand j'ai vu que ce champignon appartenait à la famille des *péronosporées*, j'ai pensé que des spores produites par l'union de deux zoospores venait immédiatement la cryptogame appelée *peronospora lutea*. Plus tard, en Octobre 1883, les Drs. Ponce de Léon et Paliza m'écrivaient de Culiacan (Sinaloa) pour me dire que dans l'épidémie de fièvre jaune qu'ils étaient en train d'observer, sur les côtes du Pacifique, ils avaient vérifié et ratifié tout ce que j'avais établi dans mon premier Mémoire sur la fièvre jaune, mais que le champignon qu'ils avaient observé présentait certaines différences avec celui que j'avais décrit.

En terminant, ils m'offraient de continuer leurs études et de m'en communiquer les résultats.

Près d'un an s'écoula, et le 6 Novembre 1884, le Dr. Ponce de Léon m'adressait de Culiacan une lettre que Mr. le Dr. Paliza avait bien voulu se charger de me remettre.

La lettre de M. Ponce de Léon était conçue en ces termes:

"Cher Maître.—Mon estimable confrère, M. le Dr. R. L. Paliza, a la bonté de vouloir bien vous remettre cette lettre, ainsi que les spécimens de sang et d'urine pris de différents malades de fièvre jaune. J'y joins les dessins que nous avons faits du champignon qui s'est développé dans nos préparations."

"Depuis l'an dernier que j'ai commencé à étudier l'épidémie de fièvre jaune dans l'Etat de Sinaloa, j'ai pu, à l'aide du microscope, me consacrer à l'étude quotidienne des humeurs des malades. Nous avons donc eu l'occasion de nous convaincre de l'exactitude des faits relatés par vous dans les intéressants Mémoires que vous avez présentés à l'Académie de Médecine de Mexico. Rien ne pourrait être ajouté à vos travaux, car toute personne, tant soit peu versée dans la microscopie, peut se convaincre des vérités que vous avez écrites à ce sujet; je me permettrai simplement de vous faire part d'un petit fait que nous avons relevé dans le développement du champignon."

"La germination de cette cryptogame a son époque fixe dans certaines localités. Ici, où la fièvre jaune a commencé au mois d'Août de l'an passé pour se terminer en Février de la présente année, les spores ont eu toute leur force vé-

gétative dans la saison humide et chaude, c'est–
à–dire, pendant les grandes pluies. La fièvre
a disparu pendant l'hiver et les spores même
les plus robustes sont restées sans produire de
tubes mycéliaux jusqu'à la nouvelle épidémie
qui a recommencé en Juillet dernier; leur végétation est alors entrée en pleine vigueur. A
Mazatlan, il n'y a pas eu de véritable diminution de la fièvre, depuis le commencement de
l'épidémie, et pendant toute sa durée, on y a vu
les spores germer et donner des champignons
parfaits, d'après les informations de notre confrère, M. le Dr. Juan J. Valadez."

"Cette différence si notable me fit concevoir le
projet de me rendre à Mazatlan et de profiter
pour faire ce voyage de la visite officielle que
M. le gouverneur, D. Mariano Martinez, devait
rendre à ce district, au mois de Mai de cette
année. Pendant mon séjour d'un mois dans
cette localité, j'ai continué mes études, et j'ai
pu constater la parfaite végétation du champignon dans toute sa vigueur. La statistique des
hôpitaux accusait un mouvement quotidien d'un
à deux malades de fièvre jaune indépendamment
des cas offerts par la pratique civile."

"A Culiacan, nous avons vu l'épidemie cesser
d'une manière complète pendant cinq mois, et
durant cette période, les spores ne germaient en
aucune façon.

"A Mazatlan, au contraire, l'épidémie n'a pas disparu, et pendant tout le temps, on a vu la cryptogame dans ses phases distinctes de développement."

"De ce fait pratique, j'ai pu déduire le principe suivant: *Le développement d'une épidémie de fièvre jaune coïncide avec le pouvoir germinateur des spores du champignon.*"

"Le n° 1 des spécimens que je vous fais remettre contient une goutte de sang recueillie dans un cas typique et conservée entre deux verres couvre–objet. La préparation a été faite avec tous les soins et toutes les précautions conseillés par la science. Je vous avertis que même le mycélium et les spores de l'individualité du champignon que nous observons constamment sont conservés dans cette préparation."

"Je possède des préparations d'urines qui, pendant l'hiver dernier, ne contenaient que des spores et qui, dans la saison propice, c'est–à–dire, depuis le mois de Juillet, ont donné leur mycélium et les autres parties constituantes de la cryptogame."

"Il est certain que les évolutions du champignon sont habituellement lentes dans les atmosphères limitées et à la température ordinaire, mais il est également avéré que le développement s'active un peu plus quand à ces atmosphères on ajoute quelques produits azotés, comme par exemple, l'ammoniaque.''

''Les flacons n°ˢ· 1, 2 et 3 contiennent des spécimens d'urines vieilles et récentes. Le n° 1 est de l'urine recueillie en 1883; vous y remarquerez des spores et des lamelles épithétiales, c'est pour ainsi dire le grenier où la graine se conserve pendant plus d'un an. Nous devons vous prévenir que ce type d'urine nous a servi cette année pour reproduire des champignons parfaits.''

''Le n° 2 renferme de l'urine recueillie en Aôut de cette année, et le n° 3 date du mois d'Octobre. Dans toutes ces urines, vous rencontrerez les spores plus ou moins développées.''

''Les dessins que nous vous envoyons forment deux planches. Dans la 1ère, le n° 1 représente les spores à diverses périodes de croissance et enveloppées dans leur protoplasme. A un certain degré de croissance, il m'a semblé y remarquer un noyau. Le n° 2 est un jeune champignon avec une paire de spores germinatives d'où sortent deux tubes mycéliaux ramifiés. Le n° 3 représente un champignon adulte avec ses spores germinatives vieillissant, son réseau du mycélium et une chaîne de spores. Le n° 4 montre les formes variées de sporification. Dans le n° 5 (*Planche II*), j'ai essayé de représenter l'aspect granuleux que prennent les globules de sang récemment sortis des vaisseaux, et qui les fait ressembler à une fraise. Le n⁰ 6 représente une goutte de sang conservée entre deux verres couvre–objet, et dans laquelle, au bout d'un certain temps, le champignon apparaît avec son mycélium et ses spores caractéristiques. Enfin, la *figure* 7 représente des lamelles épithétiales couvertes de petites spores, dont quelques unes se détachent; on voit aussi un protoplasme vieilli, celui qui prend une forme noire caractéristique et qui paraît être celui qui forme le *vomito* et les déjections qui s'observent chez quelques malades. (*Voir la chromolithographie* n⁰ 2.)"

"M. le Dr. Paliza, qui a fait des études égales aux miennes et qui a assisté à mes expériences, pourra vous renseigner de vive voix."

"Les observations pratiquées sur les humeurs des malades de la fièvre jaune sont si nombreuses et si incontestées, que je n'hésite pas à vous affirmer que le germe de cette maladie est un champignon dont les caractères sont ceux du spécimen que j'ai l'honneur de vous envoyer."

"Nous ne connaissons pas encore le résultat des inoculations faites par vous sur des individus sains et dont la presse s'est déjà occupée. Je vous prie, si cela ne vous dérange pas, de vouloir bien m'adresser les renseignements qui pourraient m'éclairer sur ce sujet."

"Nous n'avons pu vous communiquer que les observations que nous avons faites jusqu'à ce jour; plus tard, si la fièvre jaune fait sa réapparition cette année dans cette capitale, nous aurons l'occasion de vous adresser de nouveaux renseignements auxquels nous joindrons toutes les observations que nous pourrons recueillir ailleurs."

"J'ai l'honneur de vous féliciter de votre remarquable découverte. Il est temps que la science l'accueille avec le même enthousiasme que celles du même genre qui ont été faites de nos jours."

"Vous savez combien vous estime et vous aime votre ancien élève et humble serviteur.—*Ramon Ponce de Léon.*"

Messieurs, la communication que vous venez d'entendre lire, les longs entretiens que j'ai eus avec M. le Dr. Paliza, et surtout l'étude du champignon dont j'ai reçu le spécimen m'ont frappé l'esprit et suggéré de nouvelles idées qu'il m'est nécessaire de vous faire connaître.

Ce que dit M. Ponce de Léon, et ce que m'assure le Dr. Paliza, me persuade que la cryptogame que vous allez étudier dans ce microscope et qui s'est développée dans une goutte de sang recueillie d'un malade de fièvre jaune, est toujours la même, (soit qu'elle vienne de l'urine ou.

du sang), qui se développe à Culiacan, ou qui se
montre à Mazatlan, et qu'elle a toujours et sans
exception eu les mêmes caractères. Vous pouvez voir dans les dessins envoyés de Culiacan
les mêmes caractères que ceux que vous rencontrerez dans le champignon que vous allez exâ-
miner au microscope. Il est formé par un réseau
de tubes mycéliaux qui ne sont pas très gros.
Les tubes qui se développent dans l'épaisseur
du caillot sanguin ont une couleur légèrement
bleuâtre que conservent encore les petites anses
qui sortent du caillot. Un peu plus loin, ces
mêmes tubes ont une couleur blanchâtre et conservent cette coloration jusque dans leurs parties les plus extrêmes.

Lorsque le champignon se développe dans des
parties desséchées du sang, la coloration du mycélium est blanchâtre dans toutes ses parties.

Après que le mycélium s'est divisé et subdi-
visé, apparaissent les spores. Ces spores peuvent être *acrospores* ou *pleurospores*, c'est-à-dire,
qu'elles apparaissent, soit à l'extrémité des fils
mycéliaux, soit latéralement et avant leur terminaison. Dans ce dernier cas, on voit se détacher
d'un des tubes un petit filament latéral dont le
contenu paraît ne pas être uniforme, mais semble
présenter quelques divisions comme celles que
nous voyons dans la canne à sucre. Enfin, soit à
l'extrémité des filaments mycéliaux, soit dans

les filaments latéraux, on voit apparaître les spores sans dilatation *sporangiale* préalable; l'extrémité du filament s'arrondit, et prend la forme d'une petite perle parfaitement transparente; entre cette cellule et le tube se forme une autre petite perle qui chasse la première devant elle, et ainsi successivement, il s'en forme d'autres qui font place à une chaîne de huit, dix spores, et davantage.

En d'autres occasions, à l'extrémité du mycélium, ou à l'extrémité du tube latéral, il se développe trois ou quatre filaments, et quelquefois plus, d'où naissent des chaînes plus ou moins nombreuses de spores qui ressemblent à des espèces de houppes formées par la succession des petites perles transparentes. Ces spores mesurent en moyenne quatre millièmes de millimètre. Vous rencontrerez tous ces genres de sporification dans la cryptogame que vous examinez au microscope et dans les dessins que vous avez sous les yeux.

Maintenant que nous connaissons cette cryptogame avec tous ses caractères, il est facile de vous prouver que celle décrite par le Dr. Silva Araujo, de Rio-de-Janeiro, ressemble beaucoup à celle que vous avez en ce moment devant vous. Voici les paroles du Dr. Silva Araujo:

"Dans cette préparation (celle de l'urine), nous avons rencontré une véritable forêt de tubes,

c'est-à-dire, de rameaux d'un végétal microscopique. Tout le champ du microscope était sillonné par ces tubes qui étaient larges, longs et dont
les contours étaint très nets et très visibles. *De
distance en distance, il y avait dans ces tubes des
boutons ou bourgeons qui ressemblaient à ceux de
la canne à sucre.* Parmi ces tubes, quelques uns
étaient droits; d'autres, un peu irréguliers, décrivaient des lignes courbes ou brisées. Beaucoup d'entre eux se divisaient en deux rameaux
qui, plus haut, se subdivisaient également à leur
tour. *Quelques uns se terminaient par une rangée
de cellules parfaitement alignées comme les grains
d'un rosaire.* Les uns étaient vides, et les autres
renfermaient des granulations verdâtres ou jaunâtres analogues à celles que nous avions vues
dans le *vomito. A l'entour de ces tubes, on
rencontrait des cellules isolées semblables à celles
qui étaient disposées en forme de rosaire à l'extrémité de quelques uns.* La profusion de ces éléments tubulaires était effrayante."

Si vous avez bien prêté toute votre attention
à la lecture que je viens de vous faire, j'espère
que vous serez convaincus de l'identité du champignon dont vous venez d'entendre la description avec celui qui s'est développé entre ces deux
plaques de verre que vous avez sur le champ
du microscope. Voici en outre une épreuve de
photographie microscopique que l'on a tirée

de la préparation que vous examinez. (*Photographie nº 6.*)

De l'exposé qui précède, je déduis: 1º, que l'urine et le sang des malades de fièvre jaune renferment les germes d'une cryptogame qui, dans des conditions spéciales, se développe jusqu'à sa fructification: 2º, que cette cryptogame est la même à Culiacan, à Mazatlan et à Rio-de-Janeiro.

Si vous réfléchissez bien que l'on a vu plusieurs fois que le développement du mycélium vient précisément des grosses granulations, et si vous considérez enfin que le développement du champignon a coïncidé avec l'apparition de la fièvre jaune à Culiacan, et qu'à Mazatlan, où l'épidémie n'a pas eu de relâchement, la germination de ces mêmes spores ne s'est pas arrêtée non plus, vous conviendrez avec moi: 1º, que les liquides venant des malades de fièvre jaune portent avec eux le germe de l'organisme qui, plus tard, développera la maladie; 2º, que ces germes ou spores, selon les conditions atmosphérico-telluriques, hiberneraient dans quelques cas, et se développeraient immédiatement dans d'autres. Enfin, l'apparition de l'épidémie de fièvre jaune coïncidant avec la germination de ces spores, ou suivant son cours quand ces spores continuent à germer, vous ne trouverez pas extraordinaire si je considère cette cryptogame comme la cause déterminante du *vomito noir*.

Avant d'aller plus loin, arrêtons-nous un instant pour la classification de la nouvelle plante avec laquelle nous venons de faire connaissance. Il est évident que parmi les champignons, elle appartient au groupe des *Asarcodés*, et que puisque l'on peut déterminer l'endroit d'où sortent ses spores, elle appartient à l'ordre des *Nématés;* de plus, comme les spores ne viennent pas de l'intérieur de la plante, mais se forment extérieurement aux extrémités, ou sur certains rameaux latéraux, nous ne pouvons la placer que dans le sous-ordre des *Exospores;* enfin, le mycélium étant beaucoup plus long que la chaîne des spores, et celles-ci se trouvant relativement peu nombreuses, nous devons la considérer comme appartenant à la famille des *Mucédinées*.

Y a-t-il quelque relation entre ce champignon et celui que nous avons décrit auparavant sous le nom de *Peronospora lutea?* Le germe de la fièvre jaune est-il la *Mucédinée* ou la *Péronosporée?* Eu égard aux faits observés, il paraît que, puisque la *Mucédinée* se développe directement des spores qui apparaissent dans les liquides des malades de fièvre jaune, et que, d'un autre côté, le développement de l'épidémie coïncide avec la végétation de ce champignon, il paraît, dis–je, que la *Mucédinée* constitue le véritable germe de la maladie. Mais alors, d'où viennent donc les zoospores si abondantes dans l'économie de nos malades et ces grosses cellules en forme de sac ou de bourse que nous avions rencontrées dans la *Peronospora lutea* et que nous ne voyons pas dans la *Mucédinée?*

Messieurs, quand l'observateur étudie sans parti pris les phénomènes de la nature, et quand il essaye de les interpréter seulement par leurs manifestations, il ne doit pas laisser de côté ce qui le trouble ou ce qui le contrarie dans les théories qu'il avait émises au début; il doit au contraire méditer avec attention, apprécier tous les détails, étudier toutes les relations avec l'assurance de rencontrer l'enchaînement des faits qui, à première vue, étaient inexplicables.

Dans le cas présent, j'avais la certitude que la *Peronospora lutea*, me donnant l'explication et la raison de tous les éléments que j'avais rencontrés chez les malades de fièvre jaune, cette cryptogame était la cause immédiate de la maladie, et j'espérais la voir se développer immédiatement des spores que l'on trouve toujours dans les urines. Ne me trouvant pas placé dans des conditions propices au développement de ce champignon, j'avais multiplié mes expériences, en variant les conditions, soit de la température, soit celles de pression, soit celles de l'état hygrométrique de l'atmosphère, etc., etc., mais toujours avec un résultat négatif, et croyant toujours que dans des conditions adéquates, je verrais se développer directement la *Peronospora lutea*. Tout à coup, il s'est trouvé que mes prévisions étaient fausses, et que les spores développées dans l'urine ne reproduisaient pas la *Peronospora*, mais bien une *Mucédinée*.

Au lieu de me décourager, ce résultat n'a fait qu'exciter davantage ma curiosité, et dans ma prochaine leçon, je vous exposerai ce que je pense de ce phénomène inattendu.

SEPTIÈME LEÇON.

En terminant ma dernière leçon, je vous ai promis de vous exposer aujourd'hui de quelle façon je considère la relation qui existe entre deux cryptogames différentes d'après les apparences: la *mucédinée*, découverte par MM. Ponce de Léon et Paliza, et la *péronosporée* que j'ai décrite auparavant.

Mais, je m'exprime mal; ce n'est pas moi, c'est vous, Messieurs, qui allez nous donner cette explication. Pour cela, veuillez simplement considérer ce fait: Les spores qui se développent dans l'urine des malades de fièvre jaune sont de grosses spores dont le diamètre atteint vingt-quatre millièmes de millimètre; elles sont opaques et de couleur jaune-gutte vues par réflexion, et jaune-rouge vues par réfraction;

ces spores développent un mycélium, et de ces filaments naissent de petites spores dont les dimensions ne dépassent pas quatre millièmes de millimètre de diamètre; elles sont transparentes et de couleur blanchâtre. Vous voyez donc que les spores–mères ne ressemblent aux spores de la *mucédinée* ni par leur grandeur, ni par leur couleur, ni par leur transparence. Cette simple observation suffira pour vous faire conjecturer que l'évolution n'est pas complète pendant le développement de la *mucédinée*, puisque nous n'avons pas encore obtenu les spores d'où est née cette cryptogame. Mais si vous désirez mieux approfondir la question, rappelez–vous que les spores qui apparaissent dans les urines ne viennent que de l'accouplement de deux zoospores. J'ai très bien observé ce fait, et il ne reste pas l'ombre d'un doute dans mon esprit, parce que je l'ai vu d'une façon évidente et incontestable un grand nombre de fois, et que je le vois reproduit dans la chromolithographie (*Fig.* 1), dessin de MM. Ponce de Léon et Paliza.

Examinez–la de nouveau, je vous prie: vous verrez représentées les grosses spores qui, ainsi que les petites zoospores, y sont figurées dans une graduation si insensible que vous ne pourrez plus avoir aucun doute à cet égard.

Donc, si les spores d'où naît la *mucédinée* viennent elles–mêmes de l'accouplement de deux zoospores, nous avons besoin de voir la reproduction des zoospores pour considérer comme complète l'évolution de l'individu. Or, dans la *mucédinée* que vous avez vue, vous rencontrez des spores qui ne ressemblent pas à celles d'où elles proviennent, et de plus, dans cette variété, on ne rencontre pas la moindre trace de l'apparition des zoospores.

Que devons-nous déduire de ces faits?

La conséquence me semble bien simple et la voici: C'est que l'évolution de l'espèce n'a pas été complétée dans le développement de la *mucédinée*, et que ce champignon appartient à un certain groupe dans lequel l'évolution ne se termine qu'après l'apparition de deux ou plusieurs entités qui semblent appartenir à ces différentes espèces.

Vous savez très bien que depuis vingt ans, et après les travaux des frères Tulasne, le polymorphisme des champignons nous est parfaitement connu. Pour rafraîchir votre mémoire sur ce sujet, je vais vous lire le paragraphe 104 de l'article publié sous le nom de *Champignons*, par M. le Dr. Bertillon, dans le "Dictionnaire Encyclopédique des Sciences Médicales," dont je vous ai déjà parlé.

Il dit, page 152:

Polymorphisme.—"Nous avons décrit les différentes formes de mycélium, de réceptacle des spores et de leurs annexes, tels qu'on les rencontre dans les herborisations. La *mycologie* en était là, il y a quelque vingt ans, lorsque de très laborieux et éminents naturalistes français, MM. Tulasne frères, et notamment René Tulasne (Charles était surtout l'éminent artiste et auteur des admirables planches qui illustrent l'œuvre des deux frères), ont publié leur magnifique ouvrage *"Selecta fungorum carpologia"* et un grand nombre d'articles publiés dans les *Ann. des Sc. Naturelles*. Dans ces publications, ces savants ont montré qu'un grand nombre de ces formes regardées comme caractéristiques d'autant d'espèces *ne sont souvent que des transformations d'une même espèce, que des métamorphoses successives comme celles que nous montrent la chenille et le papillon, le ver blanc et le hanneton, et en général, tous les insectes.* Mais les métamorphoses mycologiques diffèrent des entomologiques en deux points importants:

"1º, Dans le monde des champignons, les formes transitoires, dites larves chez les insectes, émettent ces ovules aussi aptes à multiplier l'espèce que les oospores elles–mêmes, lesquelles résultant de la fécondation sont les analogues des œufs des insectes parfaits; 2º, ce n'est pas seulement deux ou trois formes qu'un champignon peut revêtir, mais jusqu'à quatre toutes fécondes, ou cinq sans cette condition."

Vous voyez donc, Messieurs, que dans le monde des champignons, selon l'expression de M. Bertillon, il n'est pas rare de rencontrer quelques analogies avec les générations alternantes que nous connaissons chez certains entozoaires, et cette propriété vous explique pourquoi dans certaines espèces, une spore, en se reproduisant, ne donne pas immédiatement les mêmes spores que celles d'où elle vient, et que dans quelques cas, elle passe par quatre et cinq phases, comme cela a lieu dans quelques *uredo*, avant de compléter son évolution. On voit ordinairement dans les champignons quelque chose de plus que la simple transformation de l'individu, comme celle que nous voyons du ver à la chrysalide, et de la chrysalide au papillon, ou les différentes formes que prennent certains cistoïdes avant de se transformer en ténia. Dans les champignons, il arrive que quelques espèces intermédiaires se reproduisent très souvent elles-mêmes, avant de passer à la transformation suivante, phénomène que nous n'observons pas dans les générations dites alternantes.

Par combien de formes passera le champignon générateur de la fièvre jaune? C'est là une question qui ne peut se résoudre *à priori*, et que l'observation nous révélera plus tard.

Jusqu'à ce jour, nous en connaissons deux d'une manière positive, la première est la *mu-*

cédinée, à la germination de laquelle on peut matériellement assister, et qui vient, on peut s'en convaincre, des spores développées dans les liquides des malades de fièvre jaune; la deuxième, la *péronosporée*, que l'on a vue se développer dans le résidu d'une urine provenant des mêmes malades.

Celle-ci nous explique l'abondance des zoospores que l'on rencontre avant et après la mort dans les organismes des personnes attaquées par le *vomito noir*. Mais, entre ces deux espèces, y a-t-il une ou plusieurs autres formes intermédiaires? Je vous répéterai que le temps éclaircira ce mystère, quoique je présume qu'il n'existe que les variétés déjà connues et décrites. Je base cette opinion sur le fait que l'on voit la fièvre jaune apparaître et s'étendre aussitôt que la *mucédinée* commence à se développer. Les faits relatés par les docteurs Ponce de Léon et Paliza sont très éloquents et parlent hautement en faveur de la thèse que je soutiens.

Rappelez-vous qu'à Mazatlan, pendant l'hiver de 1883-1884, l'épidémie de fièvre jaune ne s'est pas arrêtée un instant, et que durant tout ce temps, on n'a pas cessé d'observer la germination des spores rencontrées dans les urines. A Culiacan, au contraire, l'épidémie a disparu entièrement en Février 1884, et en même temps que la maladie, on a cessé de voir la germination des spores. M. le Dr. Paliza m'a communiqué verbalement que depuis le mois de Février de ladite année, jusqu'en Juillet, le champ du microscope est resté couvert d'une collection de spores que lui et son collègue examinaient patiemment tous les jours. Pendant cinq mois, ces spores sont restées comme mortes, sans donner le plus petit signe de vie; mais au mois de Juillet, elles ont commencé à germer, et des cas de fièvre jaune se sont immédiatement déclarés dans cette ville.

Ce fait est très important, car il nous montre non—seulement la relation qui existe entre la prolifération des spores et la génération de la fièvre jaune, mais il nous enseigne aussi que la maladie se développe aussitôt que les conditions tellurico—atmosphériques déterminent le développement de la *mucédinée*. La simultanéité du développement de cette cryptogame et de l'apparition du *vomito noir* nous dit qu'il n'existe probablement pas d'autre phase intermédiaire, mais que la fièvre jaune fait son apparition dès que les spores de la *mucédinée* pénètrent dans l'organisme, soit par l'air que l'on respire, soit par les aliments que l'on consomme.

En n'admettant que deux phases dans le développement du champignon générateur du *vomito noir*, je vais récapituler la succession des phénomènes qui doivent avoir lieu, afin de bien vous les fixer dans la mémoire.

Prenons comme point de départ les urines éliminées par les malades de fièvre jaune. Elles renferment, comme vous le savez, un grand nombre de zoospores, ou granulations très petites, douées d'un mouvement propre, et qui ne mesurent qu'un millième de millimètre de diamètre. Ces granulations s'unissent deux à deux, et peu à peu se fondent en une seule qui grandit petit à petit; celle-ci devient opaque, et prend une couleur jaune gomme-gutte vue par réflexion, et jaune-rouge, vue par réfraction.

Quelques unes de ces spores dont les dimensions sont très variables atteignent quelquefois vingt-quatre millièmes de millimètre de diamètre; elles hibernent en beaucoup de cas pendant un temps plus ou moins long, et en d'autres occasions, elles germent immédiatement et produisent la *mucédinée* que nous avons décrite. Les spores de cette *mucédinée*, en pénétrant dans l'économie animale, donnent naissance à une *péronosporée*, dans les dilatations oogoniques de laquelle apparaît un grand nombre de zoosporanges chargés eux-mêmes de zoospores. Quand les petites bourses zoosporangiales sont rompues, les zoospores se généralisent dans toute l'économie et vont se nourrir aux dépens des éléments qu'elles rencontrent dans les cellules de tous les organes. Dans les reins, elles flétrissent et détruisent l'épithélium tomenteux des tubes, et en raison de leur nombre, elles obstruent l'intérieur des canaux urinifères, et déterminent ainsi la diminution de la quantité d'urine et la difficulté de l'élimination de l'urée. De l'accumulation de ce principe dans le sang, survient l'urémie aiguë, accompagnée de tous ses symptômes. De plus, les cellules nerveuses, les fibres musculaires du cœur, les globules du sang, les cellules hépatiques, etc., flétries à leur tour par le grand nombre de parasites qui se nourrissent à leurs dépens, déterminent le complexe pathologique connu sous le nom de *fièvre jaune*. Lorsque plus tard, après leur union, les zoospores viennent former les spores jaunes, celles-ci donnent au malade, ou au cadavre, la coloration typique que nous connaissons.[1] Ces mêmes zoospores qui existent dans les urines, dans les matières vomies, et dans les excréments, forment la semence qui, plus tard, reproduira la *mucédinée*, et avec elle, le même cercle que nous avons déjà décrit. Il est inutile de vous dire que le cadavre est une vraie pépinière de

1. Nous avons vu après que les zoospores qui ne se transforment pas en spores, forment l'*ictéroïdine* et que cette substance dissoute dans les liquides les colore en jaune gomme-gutte.

zoospores, et par cela même, un foyer de germes capables de reproduire la maladie.

La découverte de la *mucédinée* qui m'avait tout d'abord présenté quelques difficultés, en raison de la manière dont je comprenais le germe de la fièvre jaune, est venue plus tard m'expliquer certains phénomènes dont jusqu'alors la compréhension m'avait paru difficile.

Je veux parler du mode de transmission de la fièvre jaune. Vous savez tous que le *vomito noir* ne peut pas être considéré comme contagieux dans toute l'acception de ce mot, ou en d'autres termes, qu'il ne semble pas se transmettre d'individu à individu, comme cela arrive pour le typhus et d'autres maladies *directement* transmissibles ou contagieuses. On voit la fièvre jaune s'attaquer indifféremment à des personnes qui sont en contact direct avec les malades, ou à d'autres qui, s'en tenant éloignées, vivent dans la même localité. De plus, un malade attaqué du *vomito noir* ne transmettra jamais sa maladie à des personnes qui ne vivent pas dans des conditions propres au développement du germe.

Des personnes, attaquées de fièvre jaune, viennent souvent de Veracruz à Mexico, et nous ne les avons jamais vues communiquer leur maladie à ceux qui les entourent, comme cela ne manquerait pas d'arriver, si le *vomito*

pouvait se transmettre directement d'individu
à individu.

La découverte de la *mucédinée*, variété intermédiaire entre la spore primitive et la *péronosporée* génératrice de la maladie, nous fournit le
moyen de nous expliquer ce mystère. La zoospore, ou la spore rejetée par le malade ne peut
pas donner immédiatement la fièvre jaune, parce qu'elle ne produit pas immédiatement la *peronospora lutea;* et c'est pour cela que le malade
ne peut pas communiquer tout de suite la maladie dont il est attaqué. Il faut que la spore
germe et donne lieu à l'apparition des spores de la *mucédinée* pour que celles-ci aillent,
à leur tour, empoisonner l'économie des personnes saines. C'est pourquoi l'apparition de
la fièvre jaune est impossible dans les localités où les conditions tellurico-atmosphériques
ne permettent pas le développement de la *mucédinée*.

Je crois que vous aurez parfaitement compris
la différence qui existe entre les maladies directement contagieuses, comme le typhus, par
exemple, et la fièvre jaune qui ne se transmet
que d'une manière indirecte.

Dans le typhus, il se détache du malade un
germe générateur capable de se reproduire immédiatement, tandis que dans la fièvre jaune
la semence a besoin de conditions spéciales pour

se reproduire et pour former alors le germe direct de la maladie.

L'impaludisme est une maladie infectieuse qui se développe par la pénétration dans l'économie de certains principes émanant des marais ou des lagunes dans les localités où abondent des matières organiques en décomposition. La fièvre jaune peut également être considérée comme infectieuse, avec cette différence que le germe vient de certains principes rejetés par les mêmes malades de fièvre jaune, et qui ont besoin de subir une certaine modification sous l'influence de quelques causes tellurico–atmosphériques imparfaitement connues jusqu'à présent.

Il doit se passer quelque chose de semblable avec le germe du choléra asiatique, maladie qui, si elle ne peut être considérée comme directement contagieuse, se transmet certainement par les déjections des malades. Dans le germe de cette maladie se passe–t–il quelque chose d'analogue à ce que nous voyons dans le polymorphisme des champignons ou dans les générations alternantes de certains entozoaires? Il ne m'appartient pas de résoudre cette question, et si je la pose en passant, c'est que ces deux maladies exotiques offrent une certaine analogie dans leur façon de se transmettre.

Un autre fait que la découverte de la *mucé-*

dinée est venu éclaircir, c'est celui de la non-
production de la fièvre jaune par l'inoculation
des zoospores. Je vous parlerai plus tard des
inoculations que j'ai pratiquées, et que je considère comme capables de préserver du *vomito
noir*. Aujourd'hui, je me bornerai à vous dire
qu'avant de me décider à inoculer l'homme, j'ai
fait un grand nombre d'expériences sur les animaux. Je leur ai introduit la zoospore par différentes voies. Je l'ai fait pénétrer directement
dans le torrent de la circulation; je l'ai déposée
dans le tissu cellulaire; je l'ai introduite dans
les voies respiratoires et dans les voies digestives, et enfin, j'ai fait des injections dans l'épaisseur même du parenchyme rénal, et jamais, au
grand jamais, je ne suis arrivé à obtenir les
symptômes de la fièvre jaune.

Il me paraissait étrange que la zoospore étant
le principe générateur de la fièvre jaune, la maladie ne se fût jamais reproduite dans le grand
nombre d'expériences que j'avais faites. Aujourd'hui, l'explication est très simple, puisque
nous savons que ni la zoospore, ni les spores
qui en proviennent ne peuvent développer directement dans l'économie la *peronospora lutea*
qui détermine le *vomito noir*. Il faut qu'auparavant les spores aient germé et donné naissance à la *mucédinée*, espèce intermédiaire, afin
qu'alors ses spores puissent développer dans

l'économie animale le tableau des symptômes appelé fièvre jaune, par le développement de la *peronospora lutea.*

Il est un autre fait observé depuis longtemps, et dont l'explication nous était impossible. Je veux parler, Messieurs, de la recommandation faite par tous les hygiénistes, dans les cas où l'on soupçonne l'importation du *vomito noir*, de surveiller plutôt les navires et les objets que les personnes elles-mêmes. Ce précepte, qui est presque général, se base indubitablement sur le fait que les personnes qui visitent les navires, ou qui entrent en contact avec des objets provenant des pays infectés, sont attaquées plus facilement que celles qui sont obligées de traiter directement avec les malades. On a observé de nombreux exemples d'individus chez lesquels la fièvre jaune s'est développée après qu'ils étaient descendus dans l'intérieur des navires ou qui, en raison de leur profession, étaient appelés à faire des réparations dans la cale ou dans d'autres parties des navires infectés, et c'est pour ce motif, que l'on a toujours recommandé la désinfection, et même le flambage.

Comment expliquer qu'un germe qui se développe chez l'homme puisse être transmis plus facilement par les navires ou par les objets qui viennent des lieux infectés que par l'homme lui-même? L'explication de ce fait est bien simple, puisque l'homme ne répand pas le germe qui reproduira immédiatement la maladie, mais la semence qui, en germant hors de l'économie, donnera les éléments qui, introduits dans l'organisme, développeront le mal.

Il est évident que les urines et les excréments des malades de *vomito noir* étant chargés de zoospores qui se transforment en spores, celles-ci peuvent se déposer dans plusieurs parties du navire, et que la *mucédinée* apparaîtra aussitôt que les conditions tellurico-atmosphériques seront favorables. Or, les spores de la *mucédinée* répandues dans l'air pourront infecter l'équipage ou les passagers, et lorsque l'agitation de l'atmosphère, produite par le déchargement du navire, et les courants d'air enlèveront ces mêmes spores, elles pénétreront facilement dans l'organisme des visiteurs chez lesquels la fièvre jaune fera immédiatement son apparition.

Pendant l'épidémie de fièvre jaune qui a eu lieu à Saint-Nazaire à l'époque de l'occupation de Mexico par les troupes françaises, on a remarqué que le *vomito noir* s'est attaqué à plusieurs navires qui se trouvaient sous le vent de ceux qui avaient apporté la maladie. Cette transmission à distance s'explique facilement aujourd'hui, si l'on considère que les courants atmosphériques pouvaient enlever les spores de la *mucédinée* qui allaient infecter ceux qui se trouvaient sur les navires voisins.

Rappelez-vous les faits singuliers qui se sont passés en 1852, lorsque la fièvre jaune fut transportée pour la première fois sur les côtes péruviennes du Pacifique. Des émigrants allemands partis du Brésil se rendaient au Pérou, en doublant le cap Horn. Peu de temps après le départ de Rio-de-Janeiro, la fièvre jaune se déclara à bord du navire, et le nombre de cas alla en diminuant progressivement, à mesure que l'on se rapprochait du cap. A ce point, la maladie disparut complètement, mais en remontant vers le Nord, par les côtes occidentales, la fièvre jaune reparut de nouveau, et les cas furent d'autant plus nombreux que l'on se rapprochait davantage des zônes tempérées.

Le navire arriva au Callao, et c'est alors que la fièvre jaune fit son apparition sur les côtes du Pacifique dont elle prit possession pour toujours. Il est évident que le navire étant imprégné des zoospores et des spores venant des malades, la *mucédinée* s'est développée et a donné lieu à de nouveaux cas tant que la température fut propice. En arrivant sous de certaines latitudes, la germination des spores fut suspendue, comme elle l'a été à Culiacan, du mois de Février au mois de Juillet 1884, et la disparition de la *mucédinée* entraîna celle de la maladie.

Dans la route, vers le Nord, par les côtes occidentales, en atteignant des parallèles déterminés, les conditions atmosphériques redevenant favorables, les spores germèrent de nouveau, ainsi que cela a eu lieu à Culiacan, aussitôt le mois de Juillet, et la *mucédinée* ayant reparu, la fièvre jaune se montra de nouveau.

On peut donner une explication analogue aux faits observés sur le vapeur "Plymouth" de la marine des Etats–Unis, pendant les années 1878 et 1879. Ce navire parcourait la mer des Antilles, et le charbon étant venu à manquer, il se dirigea sur Saint–Thomas, où le *vomito noir* régnait alors. Sans rester plus que le temps nécessaire pour son chargement, il reprit la mer, et quatre jours après son départ, l'épidémie éclata à bord attaquant sept personnes de l'équipage dans l'espace de douze jours. Alors, le vapeur remonta vers les Etats–Unis et arriva à Boston où il fut fumigé à trois reprises successives avec de l'acide sulfureux. L'hiver étant déjà avancé, le navire fut bloqué par les glaces et resta dans cette position depuis Novembre 1878, jusqu'en Mars 1879, époque à laquelle, il reprit ses voyages dans la mer des Antilles. Le 21 Mars, il y eut une tourmente qui obligea d'ouvrir les écoutilles, et aussitôt, des cas de fièvre jaune se déclarèrent parmi les gens de l'équipage. Le "Plymouth" retour-

na au Nord, et l'épidémie disparut complètement.

Dans le cas présent, vous voyez que le navire s'infecte par le seul fait d'avoir embarqué du
charbon, et sans qu'il y ait eu aucun contact
avec un malade de fièvre jaune. Il est donc
évident que le germe du mal, c'est-à-dire, la
mucédinée, ou la spore d'où elle vient, a été introduit dans le navire avec le charbon et a
empoisonné quelques uns des matelots. Au retour vers le Nord, les conditions atmosphériques favorables ont disparu, et les spores cessant
de germer, la maladie a cessé de se propager.
La semence est restée latente, mais vivante cependant, malgré les fumigations d'acide sulfureux et le grand abaissement de la température
produit par la congélation de la mer, et lorsque
au mois de Mars, le navire se trouve replacé
dans les conditions favorables, les spores re-
commencent à germer, et la maladie reparaît
pour disparaître définitivement lorsque l'on
s'éloigne de ces parages.

Avant de nous séparer aujourd'hui, je vous
dois une explication au sujet d'un fait qui, peut-
être, préoccupe l'esprit de quelques uns d'entre
vous.

Comment s'explique-t-on qu'à Mexico, on
ait pu voir la *peronospora* se développer dans
un verre? Si la *péronosporée* ne vient que de la

mucédinée, et si celle-ci ne peut pas se développer à Mexico, comment peut-on s'expliquer son apparition?

Pour satisfaire à cette question, je dois vous rappeler que l'urine, qui me servait d'étude en ce moment-là, était venue de Veracruz juste en temps d'épidémie. Je vous ai dit souvent qu'il ne m'a été donné qu' une seule fois de voir le mycélium, et ce fut précisément lorsque j'étudiais cette urine de Veracruz. Pour vous en convaincre, je vais vous citer quelques mots de la communication que j'ai faite à l'Académie de Médecine, le 20 Juillet 1881, alors que je ne connaissais pas la *peronospora*, et encore moins la *mucédinée*. A la page 346, Vol. XVI de la "Gaceta Medica de Mexico" de 1881, vous lirez les paroles suivantes dans le compte-rendu de la séance du 20 Juillet: "J'ai trouvé les granulations jaunâtres très brillantes, sphériques, et renfermant une substance jaune homogène. Les plus grandes de ces granulations avaient, les unes, deux-tiers des globules sanguins, et il y en avait d'autres beaucoup plus petites. Les jours suivants, en examinant la préparation, j'ai remarqué que beaucoup d'entre elles augmentaient de volume; leur contenu se segmentait et devenait granuleux, et enfin, *elles produisaient des tubes plus ou moins grands, égaux à ceux que j'avais vus dans l'urine, et que*

l'on a pris pour les tubes des canalicules rénaux.
Sur d'autres points, les granulations se réunis-
saient et semblaient laisser transsuder leur protoplasme. Bientôt, on les voyait enveloppées
dans une masse jaunâtre qui réfractait fortement la lumière et qui ressemblait à un liquide
graisseux. Ces masses liquides, dans lesquelles nageaient les granulations, s'aggloméraient
sur les bords de la préparation et produisaient
comme des lacs de protoplasme. *C'est de ces
points que se produisait le plus grand nombre de
tubes, et il était à remarquer que ces tubes étaient
plus longs et plus vigoureux auprès des bords, et
même en dehors du couvre-objet. Il semblait donc
que le contact de l'air favorisât leur développement, etc.*"

J'ai fait cette communication à l'Académie de
Médecine deux mois après avoir commencé mes
études, alors que je ne savais pas encore ce que
c'était que ces petites granulations brillantes
qui grandissaient et se développaient en pro-
duisant ensuite des tubes mycéliaux. Nous savons à présent que ces toutes petites granulations brillantes sont les zoospores, et que les
cellules dans lesquelles elles se transforment
sont les spores qui produisent la *mucédinée*.

Mais le point important sur lequel vous devez surtout bien fixer votre attention, c'est que
l'unique urine dans laquelle j'ai vu le dévelop-

pement du *mycélium* à Mexico venait de Veracruz, et avait été recueillie et envoyée au moment où l'épidémie était dans toute sa force. Grâce à ces faits, et sachant ce qui s'est passé à Culiacan et à Mazatlan, nous pouvons assurer que les spores formées dans cette urine avaient subi à Veracruz l'influence tellurico–atmosphérique nécessaire à leur germination, et c'est pour cela qu'à son arrivée à Mexico, j'ai pu observer le développement des tubes, ce que je n'ai jamais revu dans les urines recueillies dans la capitale.

Or, si les spores étaient propres à germer, il est très probable que la *mucédinée* se serait développée dans la bouteille qui renfermait l'urine jusqu'à la complète sporification, et que les spores se seraient mélangées avec l'urine.

Dans ce cas, le résidu de ce liquide qui contenait déjà des spores de la *mucédinée*, se trouvant en contact avec une substance organique, comme le sucre, a pu produire la seconde phase du champignon, ou la *péronosporée*. Il est vrai qu'aujourd'hui, je ne pourrais pas démontrer expérimentalement la vérité de cette hypothèse, mais il est si probable que les faits ont dû se passer de cette façon que nous pouvons pour l'instant nous arrêter à cette supposition.

J'espère qu'il ne s'écoulera pas longtemps avant que nous ne sachions d'une manière expérimentale si les spores de la *mucédinée*, déposées dans des matières organiques, et en dehors de l'organisme, sont capables de faire germer la *péronosporée*.

MM. Ponce de Léon et Paliza, de Culiacan, sont chargés de faire cette étude, et de m'en communiquer les résultats.

HUITIÈME LEÇON.

Messieurs:

Dans les leçons précédentes, je me suis lon-
guement étendu sur les phases de la reproduction du champignon générateur de la fièvre
jaune, et je crois inutile de revenir sur ce sujet;
mais comme il nous importe beaucoup de connaître le degré de résistance que peuvent avoir
les semences de ce champignon, je vais vous
rendre compte des études que j'ai faites à ce
point de vue.

Les conséquences que nous en tirerons seront
très utiles dans leurs applications à l'hygiène
publique, parce que la connaissance des substances capables de détruire les germes de cette
maladie nous fournira le moyen d'éviter ou de
prévenir les épidémies de *vomito noir*.

Cette étude devrait rigoureusement se diviser en deux parties: 1º, Connaître la résistance des spores de la *mucédinée;* 2º, Etudier la résistance des zoospores et des spores de la *péronosporée.* Je dois avouer que j'ai peu étudié la première partie, parce qu'il y a peu de temps que je connais cette première phase et qu'à Mexico, je ne puis l'obtenir qu'exceptionnellement. Cependant, dans la petite quantité que j'ai reçue de Culiacan, j'ai cru voir que les spores se flétrissaient complètement dans l'eau distillée, qu'elles y perdaient leur contenu, et se transformaient en sacs vides. Je vous ai dit que ces petites spores sont parfaitement sphériques, brillantes et très transparentes, mais si on les met dans une goutte d'eau distillée, on constate un phénomène endosmotique par lequel le contenu des cellules passe dans l'eau, tandis qu'il ne reste plus après que l'enveloppe. Malheureusement, je n'ai pas pu répéter ces expérimentations, mais j'ai chargé MM. Ponce de Léon et Paliza d'étudier cette question, et j'espère pouvoir bientôt vous rendre compte du résultat de ces études si importantes.

Si nous considérons que le développement de la *mucédinée* coïncide avec l'apparition de la fièvre jaune, et que cette maladie ne se présente jamais sans la germination de cette cryptogame, nous nous convaincrons aisément que le meilleur moyen d'éviter les épidémies serait d'empêcher ce développement, et par conséquent d'étudier la façon de détruire les zoospores qui sont la semence directe de la *mucédinée*. Nous allons donc commencer par examiner sérieusement les propriétés et le degré de résistance des petites zoospores.

Je vous ai déjà dit que malgré la ressemblance de ces microbes avec certaines bactéries de la putréfaction, ils en diffèrent cependant par leur propriété aérobie. Je me suis suffisamment arrêté sur ce sujet, et je vous ai fait voir avec des preuves à l'appui que si les bactéries de la putréfaction sont détruites par le contact de l'oxygène de l'air, les zoospores résistent très bien à son influence, et que je les ai conservées pendant plus de trois ans en contact avec l'air atmosphérique. Cette expérience démontre suffisamment que ces organismes sont aérobies.

Mais, ils peuvent également vivre en dehors de l'influence de l'air, et pour vous le prouver, il vous suffira de vous rappeler que j'en ai rencontré des milliers, doués de leurs mouvements particuliers dans une préparation de foie conservée, pendant trois ans, dans le baume du Canada parfaitement desséché. Songez que ces organismes, renfermés entre deux plaques de verre, et dans le baume du Canada, se trouvaient parfaitement à l'abri du contact de l'air,.

de même que l'est toute préparation conservée dans ce baume. Donc, si après un séjour de trois ans dans ces conditions, ils conservent leurs mouvements propres, il est clair que leur organisation se conserve sans le secours de l'oxygène.

Vous pouvez vous former une idée générale de la résistance de nos zoospores en vous rappelant les différents liquides qui ont agi sur la préparation avant qu'elle fût complètement finie. On a fait macérer le foie pendant un mois dans la liqueur de Müller, et comme au bout de ce temps, on ne l'a pas trouvé suffisamment endurci, on l'a mis pendant huit jours dans une solution d'acide chromique. Puis, on en a fait des coupes minces à l'aide du microtome, et on les a passées au picrocarminate d'ammoniaque pour les teindre. Après cela, les coupes ont été mises dans l'alcool absolu afin de les déshydrater; puis dans la térébenthine dans le but de les rendre transparentes, et enfin, on les a fixées dans du baume du Canada dissous dans le chloroforme.

Si nous énumérons les divers composés qui ont agi sur ces organismes, il résultera: 1º, la liqueur de Müller, composé de bichromate de potasse et de sulfate de soude; 2º, solution d'acide chromique; 3º, solution de picrocarminate d'ammoniaque; 4º, alcool absolu; 5º, essence de térébenthine; 6°, baume du Canada dissous dans le chloroforme. Vous savez tous que la plus grande partie des organes de l'économie se durcissent dans la liqueur de Müller, c'est-à-dire, que cette liqueur évite la putréfaction, car s'il n'en était pas ainsi, les organes ne se conserveraient pas en bon état.

Donc, si l'on évite la putréfaction, c'est que tous les microbes, dits de la putréfaction, succombent dans ce liquide, et si la zoospore conserve toute sa vitalité après y avoir fait un séjour consécutif d'un mois, il est évident que cette zoospore n'a aucune relation d'analogie avec les microbes de la putréfaction. Nous pourrions en dire autant pour l'acide chromique, l'alcool absolu, la térébenthine, le baume du Canada et le chloroforme. Conséquemment, il est logique de déduire qu'il n'y a pas d'identité possible entre notre zoospore et les bactéries de la putréfaction.

Maintenant que ce fait est connu, et qu'il est hors de doute que le microbe de la fièvre jaune résiste très bien à l'action de la liqueur de Müller, vous trouverez toute naturelle la découverte que le Dr. Schmidt a faite d'un petit champignon développé dans un foie que l'on avait fait macérer dans la liqueur de Müller.

Plus tard, vous verrez que le refroidissement subi par les organes du cadavre, et dont l'action

a duré environ deux heures, a été également in-
efficace pour détruire la zoospore.

Je possède un grand nombre de préparations
diverses, durcies à l'aide de la liqueur de Müller et conservées dans le baume du Canada;
toutes sont intactes, quoique vieilles de plusieurs années.

Cependant, celles qui viennent des reins ou
des foies de cadavres d'individus morts de la fièvre jaune ont souffert une altération particulière qui consiste en une sorte de liquéfaction,
ou fusion graisseuse du parenchyme de ces organes.

Ce fait unique d'altération des préparations
provenant d'organes de malades de fièvre jaune
m'a fait supposer que l'organisme survivait et
que subissant les évolutions déjà décrites, il se
produisait cette espèce de graisse qui altérait
les préparations.

Cette idée, qui n'a été tout d'abord qu'une
simple hypothèse, est venue se confirmer, quand
j'ai rencontré la zoospore vivante après être
restée enfermée plus de trois ans dans le baume du Canada.

Je ne cesserai donc pas de vous répéter que
c'est un fait parfaitement avéré que le germe
de la fièvre jaune résiste à l'action de la liqueur
de Müller et à celle des autres réactifs, et qu'il
peut se conserver pendant très longtemps dans

les préparations faites avec le baume du Canada.

Ayant ainsi une idée générale de la résistance de notre microbe, j'ai voulu étudier l'action que pouvaient exercer sur lui les températures basses ou élevées. On sait avec quelle facilité les micro-organismes sont détruits lorsqu'on les soumet à l'action des températures élevées. Personne n'ignore la méthode de M. Pasteur pour stériliser les liquides. Elle consiste à les soumettre à l'ébullition, et à détruire les organismes qui pourraient adhérer aux récipients en les soumettant dans une étuve à une température de 200° à 250° du thermomètre centigrade. Après avoir pris ces précautions, M. Pasteur croit que les organismes doivent avoir été détruits, et l'expérimentation est toujours venue confirmer ses théories. D'autre part, tous les physiologistes nous assurent que les mouvements amiboïdes et sarcodiques ne résistent pas à une température de 50° à 60°, de manière que les températures élevées ont été considérées comme le moyen le plus efficace pour détruire les organismes vivants, et les hygiénistes préconisent comme le meilleur désinfectant l'exposition des objets suspects à l'action d'une température de 110° à 120° du thermomètre centigrade. Je me suis donc proposé de voir l'influence que pouvaient avoir les températures élevées sur les zoospores, et j'ai commencé par les soumettre pendant une heure à l'action de l'eau bouillante.—Il faut remarquer qu'à Mexico, l'eau ne bout pas à 100°, mais à une température un peu inférieure, à 90°.—Après une heure, je les ai examinées au microscope, et j'ai trouvé que les mouvements s'étaient conservés comme si l'on n'avait pas élevé la température.

Pour étudier l'action que pouvaient exercer des températures plus élevées, j'ai fait usage d'huile qui, vous le savez, peut comporter des températures très élevées sans entrer en ébullition. J'ai enveloppé les zoospores dans du papier très fin, et je les ai introduites dans le fond d'une petit tube de verre également très fin et soutenu par une rondelle de liége. Je pouvais ainsi enfoncer les zoospores à une certaine profondeur dans l'huile, sans que celle-ci pénétrât dans l'intérieur du tube et vînt directement baigner les micro-organismes. Une lampe à esprit-de-vin, à flamme large, me servait à élever la température, et un thermomètre à haute échelle, plongé dans l'huile à la profondeur où se trouvait le petit tube, marquait les degrés de la température.

Ayant ainsi tout préparé pour mon expérience, j'ai élevé et soutenu pendant une heure la température à 120°. Après cela, j'ai mis une goutte d'eau sur un verre porte-objet, et j'ai mélangé la petite masse de zoospores qui, pendant une heure, avait été soumise à cette température de 120°. A ma grande surprise, j'ai vu que toutes les petites granulations conservaient leurs mouvements et ne paraissaient pas avoir subi une température aussi élevée. Procédant de la même manière, et employant une nouvelle quantité de zoospores, j'ai successivement élevé et maintenu pendant une heure la température à 130°, 140° et 150°. Les zoospores soumises à cette dernière température montraient que si la plus grande partie d'entre elles conservaient tous leurs mouvements, quelques unes cependant semblaient entièrement immobiles. Une autre petite quantité fut soumise dans les mêmes conditions et pendant une heure à 160°, et l'examen au microscope me donna un résultat différent, car la majeure partie des granulations intimément unies les unes aux autres semblaient entièrement immobiles, une ou deux seulement se mouvant en toute liberté. Je les fis macérer dans l'eau pendant quarante-huit heures, et en les examinant ensuite au microscope, j'ai remarqué que si beaucoup d'entre elles continuaient à rester complètement immobiles, beaucoup d'autres avaient recouvré leurs mouvements.

J'ai pu, par cette expérience, vérifier ce que j'avais vu en d'autres occasions: la propriété qu'ont ces organismes de se réunir ou de se conglomérer en gros pelotons chaque fois qu'une substance capable de les détruire agit sur eux; de cette manière, l'action destructive agit seulement sur les couches superficielles, tandis que ceux du centre gardent toute leur vitalité. Admirable moyen qui sert à la conservation de l'espèce!

J'ai conclu de la dernière expérience que la température de 160° est déjà incompatible avec la vitalité des zoospores, mais pour que son action soit efficace, il faut qu'elle se prolonge pendant plusieurs heures, afin de permettre à son effet de s'étendre jusqu'au centre des conglomérats que forment les zoospores.

Pour étudier l'action que les températures basses pouvaient avoir sur les zoospores, j'en ai placé une certaine quantité sur une masse de glace en liquéfaction, et par conséquent à la température de 0°. Je les y ai maintenues pendant deux heures, et les examinant ensuite au microscope, je les ai trouvées parfaitement vivantes, et douées d'un mouvement aussi rapide que si elles n'avaient pas été soumises à une semblable température.

Au moyen de divers mélanges réfrigérants, je suis parvenu à abaisser la température jusqu'à 20° au-dessous de zéro, et dans chaque expérience, j'ai maintenu ces zoospores pendant deux heures sous l'action de ces températures basses. Le résultat a toujours été le même: les micro-organismes conservaient tous leurs mouvements, et aucun d'eux ne paraissait avoir succombé à l'action de ce grand froid.

Vous pourrez conclure de ces expériences que les spores qui ont déterminé la génération du champignon observé par le Dr. Schmidt ont pu très bien résister pendant deux heures à l'action de la glace, et que si, ni l'abaissement de la température, ni l'action de la liqueur de Müller, n'ont pu tuer ces organismes, comme cela a lieu pour ceux de la putréfaction, il n'y a rien d'étonnant à ce que le docteur américain ait vu le développement d'un champignon après que le foie avait subi l'action des deux agents en question.

Les autres conséquences des dernières expériences sont les suivantes: 1º, les températures de 100° à 120° qui se recommandent généralement pour détruire le micro-organisme de la fièvre jaune sont totalement insuffisantes. Pour que l'action de la température soit efficace, il faut l'élever à 160° et la maintenir pendant trois ou quatre heures consécutives; 2º, l'abaissement de la température ordinairement considéré comme capable d'arrêter les épidémies de fièvre jaune pourra l'être en effet, si cette température empêche la germination des spores et le développement de la *mucédinée;* mais comme la petite zoospore résiste à ces températures basses, il est à supposer qu'au retour du beau temps les spores recouvreront leurs facultés germinatives, et qu'avec elles, l'épidémie fera sa réapparition. C'est ce qui s'est vu sur le vapeur "Plymouth" dont je vous ai raconté l'histoire. Ce navire est resté entouré par les glaces pendant trois ou quatre mois, et à son retour sous les tropiques, la fièvre jaune a reparu à son bord.

Je vous recommande donc de ne pas oublier la grande résistance que ces organismes opposent aux températures hautes et basses. Rappelez-vous aussi que j'ai vu vivre les zoospores soumises à des températures qui peuvent varier entre 20° au-dessous de zéro et 160°.

Avant d'aller plus loin, je dois vous faire une déclaration, d'autant plus nécessaire que dans les faits que l'on observe pour la première fois, tout doit être décrit de la façon la plus minutieuse. S'arrêter aux plus petits détails, c'est faciliter le chemin à tous ceux qui veulent contrôler l'exactitude de ce que l'on avance et donner une preuve de l'authenticité de ce que l'on décrit, puisqu'il est impossible à celui qui se propose de théoriser seulement, ou à celui qui n'a d'autre guide que son imagination, plus ou moins vive, de prévoir toutes les circonstances, et encore bien moins de résoudre les petits problèmes qui se présentent incidemment.

Vous m'avez souvent entendu dire que les zoospores soumises à telles ou telles températures conservent *tous leurs mouvements*, et je vous le répéterai fréquemment dans la prochaine leçon, quand nous étudierons l'action de certaines substances sur ces micro-organismes. Mais comment savoir quels sont les mouvements normaux de ces microbes? Quelles précautions doit prendre celui qui ne les connaît pas pour les voir avec *tous leurs mouvements?*

Il est évident que la meilleure manière serait de voir les zoospores à leur sortie des sacs zoosporangiaux, et lorsqu'elles passent immédiatement dans l'eau distillée; malheureusement, cette expérimentation est très difficile à Mexico, car ainsi que je vous l'ai déjà dit, il est très rare que la *peronospora lutea* se développe dans nos localités. Seulement, ceux d'entre vous qui iront aux endroits infectés pourront plus facilement observer ce phénomène si curieux.

Dans les urines récemment sorties de l'économie animale, on peut voir les mouvements normaux de nos petits organismes; mais comme ils s'y rencontrent disséminés dans une grande quantité de liquide, et que de plus, ils sont si petits et ressemblent tellement aux petites bactéries de la putréfaction, il est très difficile de

les distinguer dans ce liquide, et il faut beaucoup de temps et de patience pour arriver à les
connaître. Les Drs. Valadez, de Mazatlan, Ponce de Léon et Paliza, de Culiacan, en savent
quelque chose!

L'évaporation spontanée de l'urine des malades de fièvre jaune laisse un résidu formé
dans sa presque totalité par les zoospores, et
l'on trouve dans le plus petit fragment de ce
résidu des milliers de milliers des organismes
en question; il est alors très facile de connaître
leur forme, leur volume, leur aspect, etc., etc.,
mais dans ces conditions, il ne sera pas possible de juger de l'extension et de la rapidité
de leurs mouvements. En effet, les zoospores
exécutent probablement leurs mouvements oscillatoires au moyen de petits cils vibratiles
dont il ne m'a pas été possible d'apercevoir le
nombre d'une manière évidente, et ces petits
cils ont besoin, pour fonctionner librement, de
se trouver dans un milieu qui présente peu de
résistance. Plus tard, vous verrez qu'il suffit
d'augmenter la densité des liquides pour ralen-
tir visiblement le mouvement des zoospores.
Ceci étant posé, je vous prie de réfléchir que
les urines des malades de fièvre jaune étant
albumineuses, si vous faites évaporer leur partie aqueuse, l'albumine unie aux autres résidus solides doit former une espèce de bitume

qui agglutine les cils vibratiles, et qui empêche, ou rend difficiles leurs mouvements normaux.

En effet, voici ce qui arrive: Si vous prenez
une urine récente provenant d'un malade de
fièvre jaune, et si vous l'abandonnez à l'évaporation spontanée, vous obtiendrez un résidu formé de milliers de millions de zoospores, mais
ces organismes seront attachés par pelotons les
uns aux autres et formeront de grosses masses
desquelles vous verrez se détacher quelques
unes douées de mouvements peu rapides. Les
zoospores que je vous ai fait voir dans une de
nos leçons antérieures proviennent d'une urine
que j'avais, ainsi que je vous l'ai annoncé, conservée depuis plus de trois ans, et qui, à plusieurs reprises avait été exposée à l'humidité
pour se dessécher de nouveau. Durant cette
longue période où l'urine avait été soumise
plusieurs fois à l'humidité, il est arrivé deux
choses: 1°, L'albumine a disparu peu à peu et
2°, les zoospores ont eu le temps de se débar-
rasser de leur enveloppe glutineuse et de recouvrer leurs mouvements et leur agilité physiologiques.

Si, par conséquent, vous voulez obtenir des
zoospores douées de tous leurs mouvements,
vous devez attendre un temps suffisamment
long pour permettre à l'albumine de disparaî-

tre, ou bien séparer ce principe des urines avant de les soumettre à l'évaporation.[1]

Dans notre prochaine leçon, je continuerai à vous rendre compte de l'action des différentes substances sur ce petit organisme.

1. Je vous ferai connaître plus tard les motifs qui m'ont obligé à désalbuminer les urines avant de les exposer à l'évaporation, et je vous dirai de quelle manière je procède.

NEUVIÈME LEÇON.

Messieurs:

Dans la dernière leçon, nous avons commencé à étudier la résistance des zoospores génératrices de la fièvre jaune à l'action des différents agents, et vous savez déjà que leurs mouvements se conservent dans les températures hautes et basses. Aujourd'hui, nous nous occuperons de l'action des différentes substances sur ces organismes.

Aucun de vous n'ignore le grand usage que l'on fait à Veracruz du jus de citron pour guérir la fièvre jaune, et mon premier désir a été de voir si ce jus est capable de tuer les zoospores. J'ai fait un mélange de parties égales d'eau distillée et de jus de citron, et j'y ai mis une petite quantité de microbes dont j'ai étudié les mouvements au microscope. Je n'ai pu constater aucune perturbation, et les petites granulations ont continué à se mouvoir dans le mélange, comme elles le faisaient dans l'eau distillée.

J'en ai fait macérer une autre petite quantité dans le même mélange pendant quarante-huit heures, et au bout de ce temps, j'ai remarqué que les zoospores restaient aussi vivantes que dans les premiers moments.

Voyant que les acides organiques n'agissaient pas sur ces organismes, j'ai essayé de l'acide nitrique, et j'ai mélangé trois parties d'eau et une d'acide nitrique du commerce. J'y ai mis une petite quantité de zoospores qui, au microscope, ont conservé tous leurs mouvements.

Une macération de quarante-huit heures dans le même mélange m'a donné le même résultat.

En résumé, ni les acides organiques, ni les anorganiques, en solution moyennement concentrée, ne peuvent déterminer la mort de nos zoospores.

Je me suis ensuite proposé d'étudier l'action que pourraient exercer sur ces microbes quelques unes des substances les plus recommandées comme antiseptiques et me rappelant que, selon Miquel, le bichlorure de mercure est, après l'eau oxygénée, le meilleur antiseptique, j'ai voulu en étudier les effets.

Miquel dit qu'il suffit de sept parties de bichlorure de mercure dans cent mille de bouillon pour éviter la putréfaction. C'est, vous le
voyez, une bien petite porportion pour détruire
tous les germes de la putréfaction. J'ai préparé
une solution au demi pour cent, dans laquelle
j'ai placé les zoospores qui, après y avoir sé-
journé vingt-quatre heures, conservaient encore
toute leur vitalité. Doublant la dose, j'ai fait
une préparation au 1 pour 100. Même résultat.

Réfléchissez un instant que selon les expériences de Miquel, il suffit de sept parties de
bichlorure de mercure dans cent mille de véhicule pour la complète destruction des microbes qui déterminent la fermentation putride,
tandis que dans notre cas, les zoospores ont ré-
sisté à un mélange de mille parties de bichlorure dans cent mille d'eau.

Je crois que s'il vous était resté quelque doute
touchant l'identité de notre micro-organisme et
celle des microbes de la putréfaction, cette expérience suffirait à le dissiper tout à fait.

Voyons maintenant l'action de l'acide phénique. Selon Miquel, l'acide phénique dans la
proportion de trois parties et deux-dixièmes
pour mille suffit pour empêcher la putréfaction.
J'ai préparé une solution au 1 pour 100, ou 10
pour 1,000, et son action a été nulle sur les

zoospores. Quarante–huit heures après, elles étaient encore vivantes dans cette solution.

Vous connaissez bien l'usage que l'on fait de l'alcool en chirurgie pour éviter la putréfaction des blessures et ses conséquences; j'ai donc essayé l'influence de cet agent. Mon désir de l'étudier était d'autant plus grand que je prévoyais que les organismes conserveraient toute leur vitalité, puisque je les avais trouvés vivants dans cette préparation de foie renfermée dans le baume du Canada et qui, comme je vous l'ai dit, avait été soumise pendant quelque temps à l'action de l'acool absolu. Je me servis d'abord d'alcool du commerce à 80°, et ensuite, d'alcool pur. Le résultat fut bien curieux et mérite d'être rapporté. Les zoospores placées dans les deux liquides y perdirent totalement leurs mouvements d'une manière instantanée et restèrent ainsi pendant une heure. Je laissai s'évaporer l'alcool, et j'ajoutai une petite quantité d'eau distillée au résidu sec: les zoospores recouvrèrent alors tous leurs mouvements. Je les fis macérer pendant vingt–quatre heures dans une petite capsule contenant de l'alcool à 80°; après l'évaporation, les zoospores ont recouvré tous leurs mouvements.

En conséquence, nous pouvons dire que l'alcool empêche les mouvements de ces microbes, mais qu'il ne les tue pas, même lorsque l'on prolonge son action pendant vingt-quatre heures.

L'acide salicylique est peu soluble dans l'eau. J'en ai fait une préparation entièrement saturée, et elle n'a eu aucun effet sur les microbes. Cependant, j'avais un grand désir de voir ce qui se passerait avec le salicylate de soude; ma curiosité avait été éveillée par la lecture du premier ouvrage publié par le Dr. Freire, en 1880, et dans lequel, l'auteur nous assure, (Page 231) qu'il suffit *d'une seule goutte* d'une solution de 0,40 centièmes pour 70 d'eau dans une quantité (non déterminée) de matières vomies pour observer la disparition définitive de tout mouvement chez les micro-organismes. Mes expériences ne confirment malheureusement pas les assertions de l'observateur brésilien. J'ai préparé une solution de salicylate de soude au 10 pour 100, beaucoup plus concentrée que celle du Dr. Freire, et au lieu d'en verser une goutte dans une certaine quantité de véhicule, j'ai déposé les micro-organismes dans cette solution. J'ai observé que non seulement, ils conservaient tous leurs mouvements, mais que quatre jours après, ils y vivaient encore.

Le Dr. Freire dit qu'il s'en est peu fallu qu'il ne s'écriât: Eurêka! quand il a vu, pour la première fois, l'action délétère du salicylate de soude sur les micro-organismes. Il s'est immédiatement proposé de traiter la fièvre jaune par l'emploi d'injections hypodermiques d'une solution de sel microbicide, et dans son ouvrage, il relate un grand nombre de faits qui sont venus confirmer ses doctrines. Je suppose cependant que les épidémies postérieures ne lui ont pas été aussi favorables, car personne n'a reparlé de l'efficacité du salicylate de soude. Si j'en puis juger d'après mes propres expériences, je puis dire que les injections de salicylate de soude sont aussi inefficaces que celles d'eau distillée.

La présence des micro-organismes dans la préparation de foie que je vous ai déjà si souvent mentionnée aurait pu me dispenser d'expérimenter l'action du bichromate de potasse.

J'ai cependant voulu voir directement les choses, et j'ai préparé une solution de ce sel dans de l'eau distillée, et dans la proportion de 5 pour 100.

J'y ai fait macérer pendant quarante-huit heures une petite quantité de zoospores, et au bout de ce temps, j'ai observé au microscope que les microbes vivaient et conservaient tous leurs mouvements. Ceci démontre donc que le bichromate de potasse n'exerce sur eux aucune influence.

Pour étudier les effets de l'iode, je n'ai pas voulu employer la teinture alcoolique de ce métalloïde, puisque, vous le savez, l'alcool arrête les mouvements des zoospores. J'ai préparé une solution aqueuse d'iodure iodurée de potassium dans les proportions suivantes: 8 parties d'iode simple, 8 d'iodure de potassium et 86 parties d'eau. La solution était suffisamment concentrée pour avoir une action caustique sur la peau. J'y ai fait macérer quelques microbes pendant vingt-quatre heures, au bout desquelles, les mouvements persistaient comme dans l'état normal.

Vous savez que l'acide osmique a été recommandé comme très efficace pour tuer tous les infusoires qui se trouvent dans les eaux, et à cet effet, on emploie une solution au 1 pour 100. J'en ai fait la préparation dans les proportions indiquées et j'y ai abandonné les zoospores pendant vingt-quatre heures, sans pouvoir y noter aucun changement.

Je dois vous rappeler que l'acide osmique s'emploie comme réactif pour découvrir les matières graisseuses qui prennent une couleur noire quand on les expose à l'action des vapeurs de cet agent. Eh bien! même quand les zoospores prennent l'aspect de petits points graisseux, leur coloration ne change pas au contact du réactif en question.

En étudiant les effets de l'essence de térébenthine, j'ai pu remarquer que les zoospores ne s'y mêlaient pas, et que malgré les efforts que l'on faisait pour séparer les unes des autres, elles restaient sous formes de masses qui ne se laissaient pas pénétrer par le liquide. Sur le champ du microscope, on pouvait voir qu'elles formaient des masses jaunâtres granuleuses sans aucun mouvement; la térébenthine restait parfaitement limpide, et l'on ne voyait aucune granulation nager dans le liquide. Après quelques heures de contact, j'ai fait passer une goutte d'eau entre le verre couvre–objet et le porte–objet, et voici ce que j'ai pu observer: les zoospores entraînées par l'eau recouvraient leurs mouvements, tandis que celles qui étaient enfermées dans l'essence de térébenthine restaient parfaitement immobiles: cependant, celles de ces dernières qui se trouvaient placées près des bords, et à peu de distance de l'eau qui les entourait, se mouvaient et semblaient faire des efforts pour rompre la légère couche d'huile qui les séparait de l'eau, mais lorsque dans leurs mouvements elles s'éloignaient un peu des bords, elles redevenaient complètement immobiles.

J'ai obtenu des résultats analogues avec l'huile d'olive.

Plus tard, j'ai pu remarquer que si quelques liquides, comme l'alcool, paralysaient momentanément les mouvements des microbes, il y a

d'autres liquides qui offrent une certaine difficulté aux mouvements, en raison de leur visco-
sité et de la résistance qu'ils opposent probablement à ces petits organismes. J'ai préparé
une solution de sulfate de magnésie suffisamment concentrée pour augmenter perceptible-
ment la densité du liquide, et j'ai remarqué que
les mouvements des zoospores y étaient beaucoup moins libres que dans l'eau distillée. Après
les avoir laissées macérer pendant vingt-quatre
heures dans cette solution, j'ai remarqué que
les mouvements étaient peu perceptibles. J'ai
ajouté une petite quantité d'eau pour diminuer
la densité de la solution, et les zoospores ont
immédiatement activé leurs mouvements. Vous
verrez plus tard que le sucre, loin de tuer ces
microbes, les nourrit et qu'ils s'y transforment
en cellules volumineuses. Or, si on prépare une
solution concentrée de sucre et si l'on y jette
quelques microbes, on remarque tout d'abord
que leurs mouvements se ralentissent, mais
qu'ils recouvrent leur activité dès qu'on y ajoute une petite quantité d'eau.

D'après ce que je vous ai dit jusqu'ici, vous
devez être convaincus de la grande résistance
que les zoospores opposent aux différents agents.

Cependant, il fallait m'assurer du degré de
confiance que l'on peut accorder aux divers moyens recommandés par les hygiénistes contre le

développement de certaines maladies exotiques. Vous savez que la Commission d'Hygiène Publique de Paris, dans laquelle figurent, comme président, M. le Dr. Brouardel, et comme secrétaire, M. Valantin, dans sa séance du 2 Juillet 1884, conseillait l'emploi du sulfate de cuivre au 5 pour 100 et du chlorure de zinc au 1 pour 100, comme les meilleurs moyens pour désinfecter les objets qui viennent des endroits où règne le choléra.

D'un autre côté, le Congrès National d'Hygiène, qui s'est réuni à Mexico, le 16 Septembre 1883, préconisait comme moyens à opposer au développement de la fièvre jaune: 1º, l'emploi de la chaleur à une température de 105° à 120°; 2º, le chlorure de zinc au 2 pour 100, et 3º, les fumigations à l'acide sulfureux.

Loin de moi l'idée de critiquer les personnes qui sont venues avant nous. Personne n'est obligé de devancer les progrès de la science, et tant qu'elle n'a pas dit son dernier mot sur un sujet, il est toujours bon de s'en tenir à ce qu'on connaît jusqu' alors.

Ne connaissant pas les germes du choléra et de la fièvre jaune, on ne pouvait pas non plus connaître leurs propriétés générales, ni la résistance qu'ils peuvent opposer à des agents déterminés; et faute de ces connaissances, on a cherché à leur opposer les moyens qui agissent

comme destructeurs des germes les plus connus, ceux de la putréfaction.

Remarquez, en effet, qué tous les hygiénistes
recommandent tels ou tels moyens pour éviter
le développement de tel genre de maladie épidémique, et leur unique critérium a été celui
de l'action exercée par les différents agents sur
les germes de la putréfaction. Comme vous allez
le voir, le germe de la fièvre jaune a des propriétés très distinctes de celles du germe qui
occasionne la putréfaction, et il est très probable que les germes du choléra, de la peste d'O-
rient et de beaucoup d'autres maladies ont des
propriétés différentes et des résistances très
variées, si on les compare aux germes de la putréfaction ou à ceux de la fièvre jaune. Il ne
faut donc pas généraliser, mais étudier chaque
cas particulier et chercher quels sont les agents
capables de détruire un organisme déterminé.

Vous savez déjà que pour détruire le germe
de la fièvre jaune par le moyen de la chaleur,
il faut élever la température à 160° et soutenir
son action pendant plusieurs heures.

C'est pourquoi les températures recommandées par le Congrès National d'Hygiène de
Mexico sont totalement insuffisantes. Voyons
maintenant les effets du chlorure de zinc, du
sulfate de cuivre et des fumigations d'acide sulfureux sur notre microbe. Ayant préparé une

solution de chlorure de zinc au 2 pour 100, et y ayant laissé macérer les zoospores pendant vingt-quatre heures, elles ont conservé tous leurs mouvements comme s'il s'était agi d'eau distillée. Même résultat avec le sulfate de cuivre dans la proportion de 5 pour 100, comme le recommande la Commission d'Hygiène de Paris pour le choléra.

J'ai déposé une petite quantité de microbes dans un petit vase, et à côté, un peu de soufre que j'ai fait brûler; puis, recouvrant ensuite hermétiquement le vase, je n'ai soulevé le couvercle qu'au bout de vingt-quatre heures, pour y ajouter une autre quantité de soufre que j'ai fait encore brûler. Puis, j'ai refermé de nouveau hermétiquement. Vingt-quatre heures après, j'ai retiré les microbes pour les examiner au microscope dans une goutte d'eau distillée, et j'ai constaté que leurs mouvements étaient aussi vivaces que ceux des zoospores qui sont restées à l'air atmosphérique.

Après ce résultat, je vous demande quelle confiance pouvons-nous accorder aux mesures hygiéniques recommandées jusqu'à ce jour? Vous avez vu que les zoospores peuvent vivre dans une température de 120°, dans une solution au 2 pour 100 de chlorure de zinc, dans le sulfate de cuivre au 5 pour 100, ainsi que dans une atmosphère d'acide sulfureux.

Avec ces seules armes pour combattre la fièvre jaune, nous ne devons pas nous étonner de ce que les épidémies se moquent de notre vigilance, et envahissent nos côtes malgré les mesures conseillées.

L'extension des épidémies n'est pas due seulement au peu d'efficacité des moyens microbicides, mais encore aux idées erronnées qui règnent dans la science sous le rapport de la surveillance des personnes et des objets provenant des lieux infectés. Vous savez que les hygiénistes s'accordent tous à convenir que le choléra est transporté surtout par les personnes, tandis que la fièvre jaune se propage plutôt par les navires ou par les objets ayant appartenu aux malades de *vomito noir*. Il en résulte que lorsqu'il s'agit de la fièvre jaune, on s'occupe surtout des navires et de leur désinfection; on empêche les personnes d'aller les visiter; on fumige, et l'on soumet à une température élévée les objets appartenant aux individus suspects, mais on s'occupe peu de l'homme et des cadavres.

Je n'ai cependant pas l'intention de dire par là que les hygiénistes perdent de vue les malades et les cadavres; je sais bien qu'ils recommandent l'établissement de lazarets et de cordons sanitaires pour s'opposer à la dissémination des malades au milieu des populations saines. Mais en disant que l'on doit fixer plus l'attention sur les objets que sur les malades, on semble indiquer que ceux-ci sont peu dangereux, et de ce principe, il est résulté des maux d'une conséquence très grave. On sait qu'avant 1852, la fièvre jaune était inconnue sur toute l'immense étendue des côtes du Pacifique, et que ce fut cette année-là que la maladie envahit le Pérou pour passer ensuite à Panama. Les côtes du Mexique sur le Pacifique avaient été vierges jusqu'en 1883. Un navire venant de Panama s'arrêta quelques heures à Mazatlan où il débarqua, pour être enterré dans cette ville, le cadavre d'une personne morte de la fièvre jaune.

Le navire continua sa route sur San-Francisco, mais il laissait à Mazatlan une pépinière de zoospores qui ne tardèrent pas à déterminer une épidémie de *vomito noir*. Depuis cette époque, la fièvre jaune s'est étendue rapidement vers le sud, sur toute la côte jusqu'à Tehuantepec, et vers le nord, jusqu'en Sonora et en Basse-Californie. Depuis lors, la terrible maladie s'est implantée sur toute l'étendue de nos côtes du Pacifique où elle était inconnue.

Rappelez-vous seulement le nombre de microbes que vous avez vus dans une coupe microscopique du foie et calculez l'immense quantité d'organismes qui, par leur union, ont formé

les spores d'où vient la *mucédinée* génératrice
de la fièvre jaune.

Ce que j'ai dit d'un cadavre peut s'appliquer
à un malade. Ses urines, ses excréments, les
matières vomies sont imprégnés de germes
qui, s'ils ne déterminent pas directement la
maladie, sont capables de produire le germe
immédiat lorsque les conditions tellurico—atmosphériques sont favorables. Je ne me fati-
guerai pas de vous le répéter, car c'est un fait
d'importance vitale: *les navires et les objets qui
viennent des points infectés peuvent apporter avec
eux la "mucédinée" ou le germe immédiat de la
maladie; quant au malade, nous pouvons dire que
s'il ne donne pas le germe immédiat, il fournit
une immense quantité de zoospores qui, dans des
conditions propices, produiront la "mucédinée."*
En conséquence, les malades sont aussi dangereux que les navires et les objets, avec cette seule
différence, c'est qu'avec les uns, les résultats
peuvent être plus tardifs qu'avec les autres.

Ces études sur la prophylaxie nous servi-
raient à peu de chose, si je me limitais à vous
signaler le danger, et vous n'en seriez guère
plus avancés, si je me bornais à vous faire savoir que tous les moyens préconisés jusqu'à
ce jour ont été insuffisants pour combattre le
mal. A quoi nous servirait, en effet, de savoir
que nous avons beaucoup à craindre, non seule-

ment des navires et des effets qui ont été en contact avec les malades de fièvre jaune, mais encore des cadavres mêmes, si d'un autre côté, nous savons également que la zoospore ne peut être détruite par aucun des moyens mis en pratique jusqu'à présent?

Heureusement, Messieurs, je puis vous dire quelque chose de nouveau sur ce point, quelque chose qui sera plus efficace pour atteindre notre but.

Remarquez d'abord que nous pouvons y arriver par le moyen des températures élevées, mais qu'il est nécessaire d'aller plus loin que l'on n'est allé jusqu'à ce jour. Nous devons élever la température au-delà de 100° et de 120° et la porter jusqu'à 160° ou un peu plus et soutenir son action pendant plusieurs heures: grâce à cela, nous serons certains d'avoir tué la zoospore.

Nous avons encore d'autres moyens dont nous pouvons disposer et qui sont les suivants: Si vous préparez une solution de nitrate d'argent au 1 pour 100, vous verrez que les zoospores y perdent leurs mouvements d'une façon presque instantanée. Si vous les laissez pendant vingt-quatre heures dans cette solution, vous verrez que presque toutes ont succombé. Si d'un autre côté, vous mêlez 8 parties d'hypochlorite de chaux avec 100 parties d'eau, et si vous y déposez une certaine quantité de microbes, vous les verrez tous succomber instantanément sans en trouver un seul capable de se mouvoir. Si au lieu du mélange au 8 pour 100, vous le ré- duisez à la moitié, c'est-à-dire, si vous mettez 4 parties de sel dans 100 parties d'eau, le résultat est un peu moins satisfaisant, car si la plus gran- de partie des organismes perdent leurs mouve- ments, cependant, il en reste beaucoup qui pa- raissent entièrement vivants. Si le mélange n'est qu'au 2 pour 100, toutes les zoospores conser- vent leurs mouvements. Si vous employez l'hy- pochlorite de soude du commerce et si vous y déposez quelques microbes, vous les verrez tous succomber instantanément; mais si vous rédui- sez la solution à la moitié en mettant parties égales d'eau distillée et d'hypochlorite de soude du commerce, les effets seront déjà entièrement nuls et les zoospores conserveront tous leurs mouvements. Je dois vous faire remarquer que dans l'emploi des hypochlorites, on observe un dégagement abondant de bulles de gaz. Ces gaz sont très probablement le résultat de la décom- position de la matière organique par l'affinité du chlore pour l'hydrogène, et les gaz qui se dégagent doivent être de l'oxygène et de l'azo- te mis en liberté.

Mettons donc de côté les moyens préconisés jusqu'à ce jour, et renonçons à l'emploi du sul- fate de cuivre, du chlorure de zinc et des fumigations d'acide sulfureux, et à leur place, recommandons: 1º, l'élévation de la température à 160º et plus; 2º, l'usage de l'hypochlorite de chaux dans la proportion de 6 à 8 pour 100; 3º, l'hypochlorite de soude en solution aussi concentrée que celle du commerce; 4º, le nitrate d'argent dans la proportion de 1 pour 100 et un peu plus, et enfin les fumigations de chlore. Je sais bien que quelques uns de ces moyens pourront offrir quelques inconvénients dans la pratique, mais comme ce sont des moyens sûrs de détruire le germe de la fièvre jaune, il faut les employer, malgré leurs inconvénients.

DIXIÈME LEÇON.

Messieurs:

L'observation attentive des faits nous donne souvent des résultats inespérés, et nous en révèle d'autres auxquels nous ne pensions pas.

Si je m'étais simplement proposé de chercher directement la cause des hémorragies dans la fièvre jaune, peut-être ne serais-je pas arrivé aux résultats que j'ai obtenus d'une manière indirecte. En cherchant l'action que pourraient exercer les différentes substances toxiques sur nos petits organismes, j'ai employé entre autres le cyanure de potassium dans la proportion de 1 pour 100, et j'ai constaté que les zoospores y vivaient comme dans l'eau distillée. Au lieu de me contenter d'une observation d'une ou deux heures, j'ai fait pour cette substance ce que j'avais fait pour les autres, c'est-à-dire, que j'ai

prolongé l'action pendant 24 heures. Dans ces
conditions, j'ai remarqué, à ma grande surprise,
que non seulement nos organismes conservaient
tous leurs mouvements, mais encore que beaucoup d'entre eux s'étaient nourris et développés en se transformant en vésicules volumineuses. Je dois vous avertir que bien que vous
ayant souvent parlé de la transformation des
zoospores en cellules volumineuses, je ne vo-
yais habituellement ces transformations que
peu de temps après l'émission de l'urine. Les
urines des malades de fièvre jaune contiennent
des quantités fabuleuses de zoospores, et ces
organismes se développent pendant les quatre
ou cinq jours qui suivent la sortie de l'urine.
Passé ce délai, il semble que les phénomènes
du développement soient suspendus, et si beaucoup de zoospores se sont transformées en spores complètes, beaucoup d'autres s'arrêtent à
des périodes intermédiaires, tandis que d'in-
nombrables zoospores restent dans leur état
primitif. On dirait que les éléments qui déterminent le développement de la zoospore s'épui-
sent et que dans ce cas les transformations s'arrêtent subitement.

Il en résulte que les microbes obtenus par la
dessication ne peuvent déjà plus subir l'évolution cellulaire. C'est un fait que j'ai vérifié par
de nombreuses observations sur des zoospores

placées dans l'eau distillée et sur beaucoup des substances dont je vous ai parlé auparavant. C'est pourquoi l'effet du cyanure de potassium a tant appelé mon attention, puisque ce sel rendait aux organismes la faculté de se développer qu'ils avaient perdue.

J'ai dû rechercher celui des deux composants du cyanure de potassium qui favorisait le développement de l'organisme en question. Etait-ce l'acide cyanhydrique ou bien la potasse? Pour arriver à ce but, j'ai mis une petite quantité de zoospores dans de l'eau de laurier–cerise, et je les y ai abandonnées pendant vingt–quatre heures.

Au bout de ce temps, j'ai pu constater que les zoospores vivaient et conservaient encore tous leurs mouvements, mais qu'elles ne s'étaient pas développées. Ce n'était donc pas l'acide cyanhydrique qui favorisait leur nutrition. Alors, j'ai préparé des solutions de carbonate de potasse et de chlorure de potassium dans lesquelles j'ai déposé et abandonné pendant vingt–quatre heures une petite quantité de microbes. Les vingt–quatre heures écoulées, j'ai remarqué que les zoospores avaient grandi dans l'un et l'autre sel et qu'elles s'étaient transformées en vésicules. Le bicarbonate en contenait plus que le chlorure, mais le développement qui s'était opéré dans ces deux sels était inférieur à celui qui se produit dans le cyanure. J'ai également remarqué dans les deux solutions un grand développement de nombreux microbes de la putréfaction. C'est alors que je me suis demandé si cette dernière ne s'opposerait pas au développement des zoospores? Pour éclaircir ce point, j'ai préparé de nouvelles solutions des sels en question dans l'eau de laurier-cerise.

Vingt-quatre heures après, j'ai pu constater qu'il n'y avait pas de microbes de la putréfaction et que les zoospores développées étaient plus nombreuses que dans l'expérience précédente. Elles n'étaient cependant pas aussi abondantes que dans le cyanure de potassium.

Il est donc évident que la putréfaction arrête jusqu'à un certain point le développement des zoospores et que c'est bien la potasse, et non pas l'acide cyanhydrique, qui détermine leur croissance. Comme contre-épreuve, j'ai préparé deux solutions, l'une de bicarbonate de soude, l'autre de bicarbonate de potasse, dans lesquelles j'ai semé des zoospores. Vingt-quatre heures après, j'ai vu qu'elles avaient grandi dans la solution de sel de potasse, tandis que dans le bicarbonate de soude, elles étaient restées dans leur état normal. Cette dernière expérience est venue me démontrer que les sels de potasse étaient bien réellement ceux qui favorisaient la nutrition du microbe.

Ce résultat a une grande importance, parce que sachant déjà que le microbe de la fièvre jaune se nourrit aux dépens de nos sels de potasse, nous aurons, comme je l'ai dit, l'explication de l'un des symptômes de cette maladie qui était resté inexpliqué: la tendance aux hémorragies. Si vous vous rappelez les doctrines émises par les auteurs au sujet de l'étiologie du scorbut, vous vous souviendrez que presque tous accordent une grande importance à la diminution des sels de potasse. Comme vous le savez, le scorbut se développe surtout chez les marins qui font de longues traversées, et chez ceux qui, manquant d'aliments frais et privés d'alimentation végétale, se contentent pour toute nourriture de viandes salées avec le chlorure de sodium. Vous savez aussi que le moyen le plus efficace pour combattre le scorbut consiste dans la distribution de viandes fraîches, dans l'usage d'aliments végétaux,—surtout ceux qui appartiennent aux crucifères, et qui sont chargés de sels de potasse—et dans l'administration de quelques acides qui facilitent la pénétration de ces sels.

Si l'expérience nous enseigne que la diminution des sels de potasse dans notre économie détermine une maladie—le scorbut—dans laquelle les gencives enflent et deviennent fongueuses, et dans laquelle des hémorragies se

déclarent en différents organes, qu' y a-t-il
d'étonnant à ce que dans la fièvre jaune où
existent des milliers de milliers d'organismes
qui se nourrissent, comme nous l'avons vu aux
dépens de nos sels de potasse, qu' y a-t-il d'é-
tonnant, dis-je, à ce qu'il y ait aussi dans cette
maladie une forte tuméfaction des gencives et
une grande tendance aux hémorragies?

Ayant déjà un moyen qui me facilitait l'étude du développement des zoospores, j'ai pu étudier attentivement tous les phénomènes qui se
présentent pendant leur évolution, et je dois de
suite appeler votre attention sur un point qu'il
ne faudra pas oublier, car il est d'une importance extrême. Lorsque l'on emploie les sels de
potasse, on peut voir comment les zoospores
grandissent et se développent en se transformant en cellules volumineuses ayant l'aspect
d'une goutte de graisse; mais, je n'ai jamais pu
voir la transformation en spores, telle qu'elle se
voit dans les urines récemment éliminées. Je
vous l'ai dit, et je vous le répète, les spores
viennent de l'accouplement des zoospores; une
fois unies deux à deux, elles mêlent ensemble
leurs contenus; elles grandissent peu à peu et
perdent leurs mouvements; à mesure que ces
phénomènes ont lieu, elles perdent également
leur transparence, deviennent opaques et se solidifient; elles se transforment enfin en sphères

opaques, non-brillantes, et de couleur jaune gomme-gutte, quand on les voit par réflexion, et jaune-rougeâtre, quand on les examine par réfraction.

En se servant des sels de potasse, on voit les zoospores grandir et se développer en se transformant en vésicules volumineuses qui ne perdent pas leur transparence, qui ne se solidifient pas et qui ressemblent beaucoup à une goutte de graisse. On pourrait dire que ce sont des spores qui ne sont pas arrivées à leur maturité.

En atteignant leur maximum de croissance, elles perdent tout mouvement, remontent aux couches supérieures du liquide et restent pendant quelque temps dans cet état; peu à peu, elles perdent leur contenu et leur membrane extérieure, se plissent et forment des rides jusqu'à ne plus laisser voir ensuite que des petits sacs vides qui nagent sur le liquide. Dans quelques préparations, on peut voir ces petites bourses vides, enlevées par les courants du liquide, tourner sur elles-mêmes et présenter leurs différentes faces à l'observateur qui peut alors se convaincre que ce sont des cellules aplaties et parfaitement vides. Quelques unes d'entre elles étaient encore à moitié pleines du liquide jaunâtre, et comme elles se présentaient de face, de profil ou de trois-quarts, on pouvait se faire une idée exacte de leurs véritables formes.

Dans des préparations semblables, il n'est pas rare de rencontrer des masses amorphes de matière colorante jaune–rougeâtre. Cette matière colorante est–elle celle qui est contenue dans l'intérieur des cellules? Assurément oui, et il est presque certain que c'est à elle et à la croissance des zoospores que se doit la teinte jaunâtre que l'on remarque à première vue dans les solutions de potasse où l'on a semé les zoospores.[1]

Je dois vous dire que j'ai rencontré cette croissance des zoospores, non seulement dans les solutions de sels de potasse, mais encore dans des préparations faites avec du bouillon ou avec une solution saccharine. Dans les deux

---

1. Telle était mon opinion, alors que je ne connaissais pas l'*ictéroïdine*, et encore moins ses propriétés physico–chimiques. J'avais vu et décrit le développement des zoospores aux dépens des sels de potasse, et j'avais assisté à leur transformation en *grosses cellules jaunâtres*, d'aspect graisseux; je les avais vues se vider et j'avais remarqué que les cellules se plissaient et se transformaient en sacs parfaitement vides, mais ce n'est que beaucoup plus tard que le hasard m'a fait voir la teinte jaunâtre du résidu de la défécation des urines des malades de fièvre jaune, et que j'en ai pu séparer l'*ictéroïdine*. Il est évident que cette matière colorante vient des zoospores et n'est pas due, comme on le supposait auparavant, aux pigments biliaires ou aux transformations de l'hémoglobine (*hémaphéine*).

cas, la nuance jaunâtre du liquide augmente d'intensité, même à l'œil nu, et au microscope, l'on découvre le développement des zoospores.

Pourquoi voyons-nous dans les urines récemment éliminées la formation complète des spores, et pourquoi cette transformation est-elle incomplète dans les solutions de potasse? Il est probable que pendant la production du phénomène, il intervient différents facteurs qu'il me serait difficile de définir quant à présent; cependant, je puis vous dire ce que j'ai cru observer. Dans les urines récentes, on remarque la grande tendance des zoospores à s'unir deux à deux et à se fondre en une seule masse, et quand on a fait un grand nombre d'observations, on note des variétés différentes. Dans quelques cas, les zoospores ne se confondent qu'à moitié, et réunies seulement par une petite partie de leur circonférence, elles affectent alors la forme d'un huit de chiffre; en d'autres cas, la fusion est plus complète, et chaque petit groupe a la forme d'un petit cylindre terminé à ses deux extrémités par de petits segments de sphère. Enfin, on voit ordinairement des sphères complètes, et l'on remarque à l'un de leurs diamètres une ligne obscure parfaitement perceptible, qui est sans doute le vestige de la membrane qui sépare une zoospore de l'autre. C'est dans ces conditions que l'on observe la formation de la spore mûre; mais dans les solutions de potasse, dans le bouillon ou dans l'eau sucrée, on ne voit pas cette fusion des zoospores, mais le développement ou la croissance de chacune d'elles. Ainsi donc, dans un cas, il y a accouplement préalable et formation d'une semence complète, tandis que dans l'autre, il n'y a que développement de chaque individualité sans copulation préalable. Je consigne les faits tels que je les ai vus.

Il y a, dans l'histoire du *vomito noir*, un fait qu'il ne faut pas perdre de vue, lorsque l'on étudie l'étiologie de cette maladie. Tout le monde sait que cette endémie n'existe que sur les côtes et dans les localités peu élevées au-dessus du niveau de la mer. Passé certaines limites d'altitude, on arrive à des endroits où l'épidémie ne se développe jamais. Ce fait est parfaitement observé, et dans chaque pays, on peut déterminer avec précision les points où l'endémie peut se répandre et ceux où elle ne s'observe jamais. L'altitude n'étant pas la même dans toutes les localités, on ne peut dire *a priori* quel est le degré de pression nécessaire au développement du germe. Pour la côte de Veracruz, on peut assurer que le *vomito noir* peut s'étendre d'un côté jusqu'à Cordova, et de l'autre, jusqu'à Plan del Rio. A différentes reprises, il y a eu des épidémies dans ces localités et sur

les points intermédiaires de la côte, mais on n'a
pas pu démontrer que la maladie ait fait un pas
de plus depuis l'établissement des moyens rapides de communication; elle a gardé les mêmes limites à l'époque du gouvernement des
vice-rois—où les voyages se faisaient en voitu-
res particulières ou sur des chariots de trans-
port,—que lors de l'établissement des diligen-
ces—qui permettaient des voyages plus rapides,
—et que de nos jours, où grâce aux voies fer-
rées, on peut en quelques heures traverser la
zône de la côte.

D'autre part, sur les côtes du Pacifique où
les terrains sont plus accidentés, on a pu remarquer que l'épidémie de fièvre jaune pénètre
assez avant dans l'intérieur des terres, mais
qu'elle épargne beaucoup de localités intermédiaires en raison de leur altitude.

Il est donc bien démontré que le germe qui
engendre la fièvre jaune ne se développe que
dans les lieux bas, et l'on peut en conclure que
la pression atmosphérique joue un grand rôle
dans le développement de la cause de la maladie. Mais l'observation des faits nous enseigne
qu'en plus des conditions de pression, de température, et probablement d'état hygrométrique de l'atmosphère, il en existe d'autres imparfaitement définies et qui ont une grande part
dans son développement.

Je vous ai déjà dit que pendant l'hiver de 1883-84, le germe de la *mucédinée* s'est développé à Mazatlan tandis que le phénomène s'était arrêté à Culiacan, bien que les conditions de pression, de température et d'état hygrométrique soient presque pareilles dans les deux localités. A Veracruz, on voit généralement les épidémies se développer pendant les mois les plus chauds de l'année et s'arrêter durant l'hiver. Il y a cependant des années exceptionnelles: celle de 1884, par exemple, pendant l'été de laquelle, il n'y a pas eu de fièvre jaune à Veracruz jusqu'au mois d'Octobre, où l'épidémie a commencé à faire son apparition et s'est développée pendant les mois suivants.

Tous ces faits bien observés nous disent qu'en outre des conditions de pression, de température et d'humidité de l'atmosphère, il y a d'autres conditions tellurico-atmosphériques qui nous sont encore inconnues et qui influent beaucoup sur la production du germe de la maladie.

Si nombreuses que soient les causes qui déterminent l'apparition des épidémies de fièvre jaune, on peut pourtant se convaincre que la pression atmosphérique est une des plus puissantes, car, ainsi que nous l'avons dit, jamais la maladie ne s'étend au-delà de certaines altitudes. Cette circonstance m'a constamment préoccupé, et j'ai toujours essayé de me placer

dans des conditions analogues à celles de la côte.
Je vous ai déjà dit que pour certaines expériences j'avais tâché de maintenir les germes à un
certain degré de température ou dans une atmosphère rendue humide par des vapeurs d'eau
de mer, mais c'est avec de grandes difficultés
que je suis parvenu à les soumettre à une pression de soixante–seize centimètres cubes de mercure, Mexico étant, comme vous le savez, à une
pression moyenne de cinq cent quatre–vingt-
sept (587) millimètres cubes. Quelquefois, les
flacons dans lesquels je condensais l'air atmosphérique éclataient; en d'autres cas, malgré
toutes mes précautions, l'air atmosphérique
s'échappait à travers les bouchons ou les tubes.
J'ai fait beaucoup d'expériences variées sans
pouvoir maintenir au–delà d'une heure la pression atmosphérique à soixante–seize centimètres de mercure. Dans les derniers temps, j'ai
obtenu de meilleurs résultats en me servant de
ces flacons dans lesquels on vend les eaux ga-
zeuses. Vous savez qu'ils se composent d'une
bouteille de verre aux parois très épaisses, et
dont l'ouverture supérieure porte une armature métallique parfaitement ajustée. Vous savez
aussi qu'au moyen d'une ouverture qui peut
rester fermée par une soupape à fort ressort,
on met en communication l'intérieur du flacon
avec l'air atmosphérique. J'ai fait ôter le tube

de verre qui arrive jusqu'au fond de la bouteille et qui sert à donner issue au liquide intérieur par le moyen de la tension des gaz qui y
sont emprisonnés, et j'ai remplacé ce tube par
une petite baguette métallique qui portait de
petits récipients dans lesquels j'ai placé les liquides chargés de zoospores. J'ai mis en communication le tube métallique extérieur, qui
sert à l'écoulement des liquides, avec une pompe
foulante, tandis qu'un petit manomètre soudé à
ce tube m'indiquait le degré de pression du ré-
cipient. Une fois les zoospores introduites dans
les petits réservoirs ménagés dans la baguette
de métal intérieure, j'ai vissé convenablement
l'armature supérieure de l'appareil, et j'ai ap-
puyé un doigt pour faire lever la soupape, pendant qu'une autre personne manœuvrait la
pompe jusqu'à ce que le manomètre indiquât la
pression requise. Cessant alors d'appuyer sur le
levier pour refermer la soupape, j'ai emprison-
né l'air comprimé qui a gardé une tension égale pendant un temps assez long. Toutes les
vingt-quatre ou quarante-huit heures, j'ouvrais
la soupape avec les précautions voulues, et le
manomètre m'indiquait si la tension avait diminué. Dans ce cas, j'injectais de nouvelles quantités d'air jusqu'à la tension de soixante-seize.

En procédant de cette façon, j'ai déjà pu rem-
plir certaines conditions: 1º, celle de la pression;

2º, celle de la température, et 3º, celle de l'état hygrométrique; mais il me manquait toutefois les conditions encore inconnues, et qui, probablement, sont d'une grande importance. Mes expérimentations à ce sujet sont encore trop récentes et ont été faites à Mexico pendant l'hiver; c'est sans doute pour cela que les résultats n'ont pas été très satisfaisants. Cependant, j'ai remarqué une chose assez importante pour valoir la peine d'être portée à votre connaissance. Je vous ai souvent dit que les zoospores existant dans le résidu d'urine que je possède recouvrent leurs mouvements quand on les met dans de l'eau distillée, mais qu'elles n'y subissent de changement que lorsque l'on ajoute à l'eau des sels de potasse. Or, si l'on introduit dans l'appareil ces mêmes zoospores délayées dans l'eau distillée, et si on les soumet à la pression de soixante-seize, on remarque, au bout de vingt-quatre heures, que beaucoup d'entre elles, sinon toutes, ont grandi et se sont développées de la même manière qu'elles le font dans le cyanure de potassium.

Dans cette expérience, il n'y a eu d'autre changement que la différence de pression; cela a suffi pour permettre aux zoospores de se développer dans l'eau distillée, et comme ce développement n'a pas lieu à Mexico, c'est-à-dire, à cinq cent quatre-vingt-sept, on peut logiquement en conclure que la pression facilite le développement des zoospores.

Il est vrai que je n'ai pas encore pu observer la germination des spores et le développement de la *mucédinée;* mais rappelez-vous qu'à Culiacan, malgré les conditions favorables, les spores n'ont pas germé pendant l'espace de temps qui s'est écoulé de Février à Juillet. Je ne dois donc ni désespérer ni cesser mes observations.

Plus tard, peut-être, pourrai-je vous faire part de résultats plus satisfaisants, mais il est indubitable que ce que j'ai recueilli jusqu'à présent suffit à nous démontrer que la zoospore subit l'influence de la pression atmosphérique, et c'est là un nouveau point de contact qui la rapproche du germe qui détermine la fièvre jaune.

J'ai voulu vous faire connaître les motifs qui m'ont poussé à soupçonner que la fièvre jaune est une maladie parasitaire, et je vous ai fait connaître l'évolution du parasite, ainsi que sa classification. Je me suis également arrêté pour vous faire voir les propriétés particulières du petit microbe qui existe chez les malades de fièvre jaune, tout en essayant d'en tirer les quelques conséquences pratiques qui peuvent se déduire des propriétés de ce parasite. Maintenant que vous le connaissez, vous pouvez juger de la valeur qui doit être accordée aux principaux arguments que l'on a opposés à mes doctrines.

On a dit que n'ayant pas fait des cultures comme celles de M. Pasteur, je ne puis pas être certain d'avoir isolé le microbe. On m'a également objecté que n'ayant pu reproduire la fièvre jaune, je ne pouvais pas affirmer que le microbe que j'ai décrit fût le germe de cette maladie.

Vous connaissez assez le microbe dont je m'occupe pour comprendre que la première objection n'a aucune valeur. Dans les sciences d'observation, nous devons avoir l'esprit complètement indépendant, et nous ne devons pas nous enfermer dans les limites étroites que d'autres observateurs ont tracées. Il est hors de doute que M. Pasteur est un grand observateur qui a eu la bonne fortune de fonder une nouvelle école et d'ouvrir une nouvelle voie à l'étude étiologique do beaucoup de maladies. J'éprouve pour lui une profonde admiration et je m'avoue ardent partisan de ses doctrines; mais malgré son mérite, je suis certain que l'illustre savant lui-même n'oserait avancer ce qu'osent prétendre quelques uns de ses aveugles partisans. La manière de procéder qu'il a si savamment établie doit avoir ses limites, et bien qu'elle soit d'une grande utilité pour les germes capables de se reproduire dans les liquides, elle ne peut pas être applicable quand il s'agit d'organismes différents. La bactéridie charbonneuse, le microbe du choléra des poules, etc., appartiennent à des organismes inférieurs qui se reproduisent immédiatement dans des liquides déterminés; mais les organismes supérieurs, incapables de reproduction immédiate, ne peuvent être soumis au système de cultures pratiqué par M. Pasteur.

Vous savez que le microbe, ou zoospore de la fièvre jaune, ne peut se reproduire qu'après de nombreuses transformations; vous savez qu'après leur union, les zoospores se transforment en spores; que celles-ci hibernent très souvent, et produisent la *mucédinée;* les spores de la *mucédinée* pénètrent dans l'organisme humain et y donnent lieu au développement de la *peronospora lutea;* dans cette cryptogame apparaissent des dilatations oogoniques desquelles viennent les cellules zoosporangiales chargées de zoospores, et ce n'est qu'après toutes ces transformations que la zoospore apparaît de nouveau. Eh bien! si toutes ces évolutions sont nécessaires à la reproduction de la zoospore, sera-t-il possible au microbe de la fièvre jaune de se reproduire immédiatement dans l'un des liquides recommandés par M. Pasteur?

Pour que ce premier argument puisse avoir toute la valeur que ses auteurs lui ont donnée, il leur aurait fallu démontrer préalablement que les germes de toutes les maladies parasitaires sont capables de se reproduire immédiatement dans des liquides déterminés propres à leur culture; mais tant qu'ils n'auront pas démontré la vérité de cette proposition, ils n'auront pas le droit d'exiger que tout microbe soit soumis au système de cultures dans les liquides stérilisés.

Le second argument paraît avoir beaucoup plus de force que le premier, parce qu'il semble en effet très naturel que le germe d'une maladie inoculé dans l'économie animale doive reproduire le tableau symptomatologique de cette maladie.

Cependant, pour qu'un effet se produise, et pour qu'un germe reproduise une maladie, il faut des conditions spéciales relatives soit à la manière de l'introduire, soit aux conditions spéciales de ce même germe.

Bien avant de soupçonner l'existence de la *mucédinée*, organisme intermédiaire entre la zoospore et la *peronospora lutea*, je pensais déjà que pour reproduire la fièvre jaune, il fallait des conditions particulières inconnues jusqu'alors. Il y a quelque temps, dans une réunion de la "*Sociedad Familiar de Medicina*," m'occupant déjà de cette question, je me suis exprimé en ces termes:

"Jusqu'à ce jour, l'objection la plus forte que l'on ait opposée à mes doctrines, c'est l'impossibilité dans laquelle je me suis trouvé de reproduire la fièvre jaune dans tous les cas où j'en ai inoculé la zoospore. Il est vrai que je ne suis pas parvenu à reproduire le *vomito noir*, mais en bonne logique, on ne peut déduire de ce fait que la zoospore ne soit pas le germe de cette maladie, *parce que chaque germe a besoin d'une voie spéciale pour être introduit dans l'organisme, de même qu'il y a des substances qui n'agissent que lorsqu'elles sont ingérées d'une certaine manière: par exemple, le curare n'agit pas quand on l'introduit dans l'estomac, et il tue l'animal, quand on le lui introduit sous la peau, tandis qu'il y a d'autres substances qui, introduites dans l'estomac, agissent plus énergiquement que par toute autre voie.*

"D'un autre côté, les parasites d'une organisation un peu compliquée ont besoin d'être introduits dans des conditions spéciales, ou à une époque déterminée de leur développement. Je vous citerai pour exemple ce qui a lieu chez certains entozoaires:

"Tout le monde sait que les anneaux, ou proglottis des ténias, produisent une immense quantité de petits œufs qui sont certainement les germes d'autres ténias nouveaux; mais si ces petits œufs sont introduits dans les voies digestives d'un ani-

*mal, les ténias ne se reproduiront pas pour cela,
et pourtant, l'on ne pourra pas dire que le petit
œuf cesse d'être le germe de cet entozoaire, parce
qu'il ne s'est pas immédiatement reproduit. Cela
vient de ce que l'œuf a besoin de se transformer
en cestoïde dans un milieu autre que les voies digestives, et ce n'est que lorsque le cestoïde y pénètre, qu'il se transforme en scolex, d'où viennent les
anneaux, ou proglottis, qui forment l'état adulte
de l'animal."*

"Il peut en être de même pour le germe de
la fièvre jaune, et il est possible que la zoospore ne soit pas la forme propre à la reproduction
de la maladie, ou bien qu'une voie spéciale soit
nécessaire à son introduction. Ces considérations ont probablement influé sur l'esprit des
observateurs, et c'est peut-être pour cela qu'ils
n'ont pas exigé du Dr. Laveran la reproduction
des intermittentes pour admettre comme le germe de ces fièvres le microbe qu'il a décrit. C'est
sans doute pour les mêmes raisons que tout le
monde a admis que le *bacille-virgule* du Dr.
Koch est le germe du choléra asiatique, bien
que le docteur allemand n'ait pu reproduire le
choléra en inoculant son microbe."

Voilà ce que je disais à la *Sociedad Familiar
de Medicina,* et peu de temps après, la découverte de la *mucédinée* est venue me donner raison dans l'analogie que j'avais supposé exister

entre le microbe de la fièvre jaune et certains entozoaires de génération alternante. Je vous ai déjà dit que les épidémies de fièvre jaune coïncident avec le développement de la *mucédinée*, circonstance qui nous permet d'admettre que les spores de cette cryptogame, et non les zoospores, sont la cause immédiate de la maladie, sans que pour cela l'on puisse dire que la zoospore n'en soit pas le germe éloigné. Les zoospores sont les petits œufs du *proglottis*, et comme ceux-ci ont besoin de subir certaines transformations en-dehors de l'organisme avant de reproduire le ténia, de même, les zoospores ont besoin de subir la transformation *mucédinée* en-dehors de l'organisme avant de reproduire la fièvre jaune.

Dans la prochaine leçon, je vous résumerai les raisons qui militent en faveur de l'hypothèse qui me fait penser que la *peronospora lutea* est le germe de la fièvre jaune, et si nous en avons le temps, je vous parlerai des inoculations préventives.

ONZIÈME LEÇON.

—

Messieurs:

Pour démontrer qu'une maladie est parasitaire, on peut suivre deux chemins différents: 1º, séparer le microbe et l'inoculer ensuite dans l'économie animale pour faire voir que cette inoculation suffit à reproduire la maladie; 2º, démontrer que le microbe supposé existe constamment dans cette maladie, et non dans d'autres, et faire voir en outre que ce microbe explique par lui seul tous les symptômes et toutes les modalités de la marche de la maladie. La première méthode est connue sous le nom d'expérimentale, et la seconde sous celui de méthode d'observation.

La première est plus rapide et ses résultats sont incontestables; la seconde est un peu plus compliquée, mais ses résultats peuvent être aussi exacts que ceux de la première, et elle permet d'envisager les faits sous leur véritable point de vue. Cependant, les docteurs Cazal et Zuber (Revue des Sciences Médicales, t. XVIII, page 722.), séduits sans doute par les résultats obtenus par M. Pasteur, dans ses recherches sur les maladies charbonneuses et sur le "choléra des poules," se sont enhardis jusqu'à soutenir que la méthode expérimentale est la seule capable de nous donner des résultats positifs. Suivant l'exemple des docteurs Cazal et Zuber, quelques uns de nos compatriotes partagent les mêmes idées et oublient tout ce que nous devons à la méthode d'observation. En effet, Messieurs, les progrès de la science relativement aux entozoaires intestinaux, l'étude de la trichinose et de beaucoup de maladies parasitaires de la peau sont dûs à la méthode d'observation, et non pas à la méthode dite expérimentale. Il est vrai que dans ces derniers temps, les intéressants travaux de M. Pasteur ont vivement appelé l'attention, et tout le monde médical a pu admirer les ingénieuses expériences du savant naturaliste, mais, je vous répéterai ce que je vous ai dit dans notre dernière leçon:

La méthode des cultures de M. Pasteur, applicable à beaucoup de cas, ne peut s'étendre à tous ceux que la science peut embrasser. Si nous essayons de nous rendre compte de la raison d'être de la méthode des cultures, nous conviendrons que celles-ci sont nécessaires dans les cas où le microbe n'a pas de caractères spéciaux, et où il est impossible de le distinguer par ses seuls caractères physiques d'autres microbes semblables. La méthode expérimentale veut que nous isolions le microbe afin d'être certains de ne pas introduire en l'inoculant une autre substance étrangère et de pouvoir ainsi n'attribuer qu'à lui seul les symptômes qui résultent de l'inoculation. Pour plus de clarté, adressons-nous aux maladies charbonneuses, et je vous demanderai: La bactéridie charbonneuse possède-t-elle des caractères physiques suffisants pour ne pas être confondue avec d'autres espèces de bactéridies? Evidemment non.

Or, si pour reproduire le charbon, on inoculait du sang chargé de ce même microbe, on resterait à se demander si la maladie est due à la pénétration de la bactéridie, ou bien à l'introduction dans l'organisme d'autres substances renfermées dans le sang et qui ne seraient pas le microbe? M. Pasteur, qui a compris toute l'importance de cette question, a essayé de séparer le microbe de tous les autres principes que le sang pourrait contenir, et qui, n'étant pas des êtres organisés, seraient incapables de se reproduire. Le moyen ingénieux qu'il a inventé pour arriver à ce but a été celui des cul-

tures. Il est certain qu'en semant une très petite quantité des microbes contenus dans le sang,
ces derniers ne pouvaient apporter avec eux
qu'une très petite quantité d'autres substances
étrangères; en conséquence, la première culture
après la reproduction du microbe devait contenir des quantités relativement abondantes de
cet organisme et des proportions relativement
minimes d'autres principes incapables de reproduction. Dans la seconde culture, ces petits
vestiges pouvaient être regardés comme insi-
gnifiants, et en multipliant ainsi le nombre des
cultures, on arriverait à un moment où il ne serait plus possible de rencontrer autre chose que
le microbe isolé. Si à ce moment, l'inoculation
reproduisait la maladie, il était certain que le
microbe seul en était la cause génératrice.

Mais pour que ces cultures ne représentas-
sent seulement que le microbe que l'on y avait
semé, il fallait s'assurer que dans les liquides
et dans les récipients il n'existait pas d'autre
germe que le microbe en question; de là, la nécessité de stériliser les uns et les autres. Supposons un instant que les liquides ou les flacons
n'aient pas été stérilisés et que des bactéridies
se soient montrées dans l'épaisseur du liquide,
pourrait-on avoir la certitude que ces bactéridies appartinssent à la descendance du microbe
semé, ou fussent les filles de germes différents

déposés dans les liquides. Certainement non, car les unes n'ont pas des caractères physiques assez tranchés pour les faire distinguer d'autres bactéridies différentes.

Le système des cultures de M. Pasteur est donc nécessaire pour isoler le microbe et pour se convaincre qu'il descend en ligne directe des germes provenant de l'organisme malade. Par conséquent, lorsque l'on peut isoler le microbe sans qu'il soit besoin de recourir aux cultures, et quand il a en lui-même des caractères spéciaux qui empêchent de le confondre avec d'autres organismes différents, le système des cultures de M. Pasteur n'est pas nécessaire. Ce serait une tyrannie de la science que d'exiger capricieusement que l'on suivît cette méthode, et cette tyrannie tournerait à l'absurde, surtout lorsqu'il s'agirait d'un microbe qui ne pourrait pas se reproduire dans les liquides.

La méthode expérimentale veut que nous isolions le microbe, mais en bonne logique, elle ne peut nous obliger à l'isoler de telle ou telle manière, pas plus qu'elle ne peut nous contraindre à le cultiver absolument dans les liquides.

Pour ce qui est de la fièvre jaune, vous connaissez assez les propriétés de son microbe pour comprendre que le système des cultures dans les liquides stérilisés ne peut lui être appliqué, puisqu'il ne se reproduit pas directement dans ces conditions, et que de plus, nous pouvons l'isoler d'une autre manière. Je suppose que vous n'avez pas oublié que la zoospore étant aérobie, on peut la séparer de tous les organismes de la putréfaction par la simple évaporation spontanée des liquides qui la renferment. En outre, la formation des spores et la transformation en *mucédinée* séparent déjà le microbe d'une manière parfaite et l'isolent aussi exactement qu'aurait pu le faire le système des cultures. En effet, en s'assurant bien que deux petits microbes, ou zoospores, se fondent en un seul pour se transformer en une sphère volumineuse ayant des caractères physiques spéciaux; en s'assurant de plus que cette sphère ne germe que dans des circonstances spéciales, et que cette germination donne une *mucédinée* avec des caractères bien déterminés, on sera certain qu'il n'y aura pas d'autre organisme doué des mêmes propriétés, et la confusion sera tout à fait impossible, si l'on s'assure que dans des conditions spéciales, la spore de la *mucédinée* développe la *peronospora lutea*.

Vous voyez donc bien, Messieurs, combien il est facile d'isoler, de reconnaître et de distinguer parmi tous les autres, le microbe de la fièvre jaune sans avoir besoin de recourir à la méthode des cultures. Maintenant que nous avons satisfait à la première exigence de la méthode expérimentale, voyons si l'introduction de cet organisme dans l'économie animale développe la maladie.

A dire vrai, nous ne sommes pas encore arrivés à voir matériellement que l'introduction de la spore de la *mucédinée* déterminât ou développât le *vomito noir*, mais il est démontré: 1º, que la *mucédinée* vient médiatement de la zoospore et immédiatement de la spore; 2º, que tant que la *mucédinée* ne se développe pas dans une localité, il n'y a pas de fièvre jaune, et que lorsque celle-ci existe, c'est que la *mucédinée* s'est développée. Ces faits équivalent à l'inoculation de la spore de la *mucédinée*, et d'après cela, je me crois autorisé à dire que j'ai rempli, en grande partie, toutes les exigences de la méthode expérimentale, puisque j'ai isolé le microbe et que j'ai presque la preuve que le développement de la fièvre jaune coïncide avec celui de la *mucédinée*.

Mais, comme l'on pourrait m'objecter que les raisons exposées ne suffisent pas pour admettre que l'inoculation directe de la spore de la *mucédinée* soit la cause déterminante de la fièvre jaune et que, par conséquent, je n'ai pas rempli, *au pied de la lettre*, les exigences de la méthode expérimentale, examinons si ce qui a été observé jusqu'ici sera suffisant pour satisfaire à ce que demande la méthode d'observation.

Je vous ai dit que dans cette méthode, on démontre la relation de la cause, parce qu'elle seule suffit à expliquer toutes les modalités de l'effet.

Il faut donc démontrer: 1º, que la cause, c'est-à-dire, le microbe supposé, existe constamment dans un état morbeux déterminé; 2º, qu'il n'existe pas dans les autres maladies, et 3º, que ce microbe peut expliquer tous les symptômes et toutes les modalités de la maladie.

Voyons donc si la *peronospora lutea* remplit toutes ces conditions que nous allons examiner point par point:

"*La peronospora lutea*" *se rencontre–t–elle dans tous les cas de fièvre jaune?*

Je répondrai d'une façon affirmative, et pour cela, je m'appuie sur le fait que je l'ai toujours rencontrée chez tous les malades que j'ai pu observer, et si limité qu'en soit le nombre, j'ai pu en outre étudier un grand nombre d'urines envoyées de Veracruz, et dans aucune d'elles, je n'ai constaté l'absence des spores et des zoospores. D'autre part, MM. Ponce de Léon, Paliza et Valadez qui, à Culiacan et à Mazatlan, ont observé le *vomito noir* sur une grande échelle, l'ont rencontrée d'une manière si constante que, suivant mon conseil, ils sont allés la chercher dans les cas douteux, comme moyen d'établir le diagnostic différentiel entre les autres maladies. Ces messieurs m'ont envoyé des spécimens d'urine, et j'ai pu moi-même contrôler l'identité de la zoospore et de la spore. En conséquence, je puis assurer que dans tous les cas de fièvre jaune portés à ma connaissance, le même microbe a constamment existé et que l'organisme rencontré dans la fièvre jaune, à Mexico, est entièrement identique à celui des côtes du Pacifique. Il a donc été toujours et constamment le même, quelle qu'ait été la localité où s'est développé le *vomito noir*. De plus, il existe, non seulement dans les urines, mais on le rencontre aussi dans le sang des malades, ainsi que je vous l'ai déjà démontré, et comme plusieurs personnes l'ont constaté avec moi. On le trouve encore chez les convalescents et chez les personnes qui ont passé la maladie, même au bout de plusieurs années. Enfin, on le rencontre dans les pièces pathologiques conservées depuis longtemps, ainsi que je vous l'ai fait voir dans une de nos dernières séances.

En somme, ce microbe a été vu dans toutes les urines des malades; on l'a rencontré dans le sang et dans les urines des convalescents et dans les préparations anatomiques conservées depuis longtemps: il est donc constant dans tous les cas de *vomito noir*.

Passons au second point: *Ce microbe n'existe pas dans toutes les autres maladies.*

Pour démontrer la vérité de cette proposition, il suffira de rappeler qu'aucun auteur n'a décrit un semblable microbe en étudiant les différentes maladies qui forment le tableau nosologique. Quant à moi, en ma qualité de professeur de clinique interne de cette Faculté, je puis assurer que tous les jours, je suis obligé d'examiner au microscope les urines et les différentes déjections de tous les genres de maladies et que je n'ai jamais rencontré ce microbe, si ce n'est chez les malades de fièvre jaune. Je puis donc vous affirmer que cet organisme n'existe pas dans toutes les autres maladies.

Voyons enfin, *si le microbe en question peut nous expliquer les différents symptômes et les modalités de la fièvre jaune!*

Vous n'avez pas oublié que notre microbe produit l'obstruction des petits canaux rénaux, et que cette obstruction, en même temps qu'elle nous explique la diminution ou l'absence totale de l'excrétion urinaire, nous donne aussi le motif de l'état urémique du sang. L'urémie aiguë et l'altération des reins nous expliquent facilement la raison de l'acuité de la douleur lombaire, de l'intensité du mouvement fébrile, des nausées, des vomissements et des symptômes cérébraux qui terminent ordinairement la vie de nos malades.

Quant à la teinte jaunâtre propre à la mala-

die, je n'ai rien à ajouter à ce que je vous ai dit
dans mes dernières leçons, et si vous ne l'avez
pas oublié, vous serez convaincus que la présence du microbe explique ce symptôme beaucoup mieux, et plus facilement, que toute autre
théorie. Elle vous donne la raison pour laquelle
la coloration augmente après la mort, phénomène que jusqu'ici personne n'avait pu expliquer d'une manière satisfaisante. La coloration
noire des vomissements s'explique facilement
par la teinte foncée que prennent en vieillissant
les éléments du champignon et par la tendance
aux hémorragies. Enfin, ce dernier symptôme,
tendance aux hémorragies, vous le comprendrez
aisément par la diminution des sels de potasse
dans l'économie animale, puisque, ainsi que
nous l'avons démontré, les zoospores se nourrissent aux dépens de ces sels.

Parmi les lésions anatomico-pathologiques,
je vous ai déjà parlé des obstructions rénales,
qui sont le point de départ de beaucoup de
symptômes observés pendant la vie et qui s'expliquent très naturellement par la présence du
microbe. Il me reste à vous parler de la soi-
disant dégénération graisseuse que tous les
auteurs avaient observée et qui, si vous vous
rappelez ce que je vous ai dit, n'était pas compatible avec l'action de certains réactifs, non
plus qu'avec le retour rapide à la santé. Toute

difficulté disparaît si l'on admet que la dite dégénération graisseuse n'est qu'apparente, et qu'elle est dûe en réalité à la présence des zoospores plus ou moins développées, qui ont une grande ressemblance avec une goutte de graisse.

Vous voyez donc bien que la présence du microbe peut nous expliquer tous les symptômes de la maladie et nous donner aussi la raison des lésions anatomico-pathologiques.

Je vais maintenant vous démontrer que les propriétés du microbe nous expliquent les modalités du *vomito noir*. Tout le monde sait que la fièvre jaune n'existe que dans les lieux bas, et qu'elle disparaît quand elle arrive à des hauteurs déterminées; or, ce qui nous donne le motif de cette préférence pour les lieux bas, c'est l'impossibilité de germer dans laquelle se trouvent les spores, comme on l'a observé à Mexico, et la facilité avec laquelle se développe la *mucédinée* sur la côte, comme l'ont constaté MM. Ponce de Léon et Paliza.

Le fait que la fièvre jaune n'est pas directement contagieuse et qu'elle se transmet facilement par les navires et par les objets s'explique naturellement si l'on admet que le malade ne rejette pas le germe entièrement prêt pour la reproduction immédiate, mais seulement la semence qui engendre la *mucédinée*, cause immédiate de la maladie, et comme cette mucédinée peut se développer dans les sentines des navires ou dans les objets ayant appartenus aux malades, c'est pour cela que les navires et les objets transmettent plus facilement le mal.

La génération alternante nous donne elle-même le motif pour lequel les malades de fièvre jaune qui sont transportés dans les pays hauts n'ont jamais formé de foyer d'infection, puisque les localités n'ont pas permis à la spore de la *peronospora* de développer la *mucédinée*, agent immédiat de la maladie.

Enfin, la grande résistance que les zoospores offrent aux basses températures et aux moyens hygiéniques actuels nous explique facilement les exemples curieux de navires qui, ayant cessé d'être des foyers d'infection, le redevenaient quand ils se retrouvaient dans des conditions propices.

Je crois, Messieurs, que tout en satisfaisant aux exigences de la méthode d'observation, il n'en faut pas demander plus à notre microbe, pour le considérer comme la cause de la fièvre jaune.

Après avoir étudié les propriétés du microbe et démontré qu'il est bien le générateur de la fièvre jaune, passons à des questions plus pratiques, et voyons s'il est possible de faire quelques applications qui tourneront au profit de l'humanité.

Une fois l'origine de la fièvre jaune connue, sera-t-il possible de la guérir plus facilement? Messieurs, je regrette de vous dire que maintenant plus que jamais je comprends la difficulté d'établir une méthode curative rationnelle. Il est toujours bon de connaître l'ennemi que l'on doit combattre; il est toujours avantageux de pouvoir opposer des forces égales aux siennes et de connaître sa tactique; mais dans le cas présent, et sachant l'énorme résistance que le microbe en question oppose aux moyens thérapeutiques, il faut avouer que nous nous trouvons complètement désarmés pour la lutte. Il est évident que la gravité de la maladie doit être proportionnelle à la quantité de micro-organismes qui existent dans l'économie animale; plus les zoospores sont nombreuses, plus elles obstruent facilement les conduits urinaires, et plus elles désorganisent aisément les épithéliums rénaux; plus grande sera la quantité de zoospores, et plus grand en sera le nombre qui ira se nourrir aux dépens de l'axe cérébro-spinal, des fibres musculaires du cœur et de tout ce qui compose les divers appareils de l'organisme humain; enfin, la quantité de zoospores étant plus nombreuse, elles emploieront pour leur nutrition une plus grande quantité de sels de potasse, ce qui augmentera d'autant plus la tendance aux hémorragies.

Par conséquent, le but à atteindre dans les cas graves de fièvre jaune, c'est de diminuer autant que possible le nombre des parasites qui vivent aux dépens des malades, et pour y parvenir, il faut de deux choses l'une: ou les chasser de l'économie, ou bien tâcher de les détruire à l'intérieur. Les moyens que l'on peut employer pour éliminer ces terribles hôtes seront: les purgatifs, les diurétiques et les sudorifiques, médicaments dont on a beaucoup usé et que la pratique nous a révélés comme peu efficaces.[1]

1. Le Dr. Enrique Palazuelos, de Veracruz, a fait une très curieuse observation sur une personne attaquée de fièvre jaune. Le malade était en proie à une soif intense, et pour calmer la sécheresse de la bouche et les nausées fréquentes, on lui avait prescrit l'usage de la glace. Elle se fondit en grande partie, et le patient, qui éprouvait un grand soulagement à mouiller ses mains dans cette eau froide, les y trempa à plusieurs reprises. Le Dr. Palazuelos observa que cette eau avait pris une couleur jaunâtre bien marquée, et comme il connaissait déjà mes travaux, il recueillit le liquide et me l'envoya à Mexico en m'en expliquant la provenance. A l'examen, j'ai trouvé: 1.°, que l'eau était teinte par l'*ictéroïdine*, et 2.°, qu'elle contenait une immense quantité de zoospores entièrement semblables à celles que nous rencontrons dans l'urine et dans toute l'économie des malades de *vomito*.

Cette observation est très importante à de nombreux points de vue, car elle démontre: 1.°, que l'*ictéroïdine* est réellement une matière colorante spéciale qui donne cette teinte particulière aux malades de fièvre jaune; 2.°,

L'usage des microbicides serait le moyen le plus rationnel, mais vous connaissez la résistance des microbes, et vous comprenez les im-

que les zoospores sont facilement éliminées de l'économie par la secrétion de la sueur; 3.°, que l'on peut tirer un grand avantage de la connaissance de ces faits pour le traitement de la maladie. En effet, à la médicamentation symptomatique destinée à combattre les symptômes dominants, on devra ajouter l'usage des sels de potasse pour réparer les pertes considérables subies par l'économie.

De plus, on doit chercher à diminuer par tous les moyens possibles le plus grand nombre de zoospores, Pour atteindre ce but, on peut employer les purgatifs, mais on doit surtout provoquer la diurèse, afin d'éviter les engorgements rénaux et de rejeter un grand nombre de zoospores par cet émonctoire; les sels de potasse auraient le double avantage de produire la diurèse et de réparer en partie les pertes de ces sels dans l'économie.

Les sudorifiques, et surtout, le jaborandi, élimineraient par toute la superficie cutanée une grande quantité des organismes morbeux, et si à ces moyens, on ajoutait l'usage répété des bains froids, on obtiendrait deux résultats: 1.°, l'abaissement de la température fébrile; 2.°, l'expulsion des zoospores par milliers, ce qui favoriserait une nouvelle élimination.

Il est possible qu'en dépit de ces moyens, la mortalité ne diminue pas chez les personnes attaquées de fièvre jaune, mais nous aurons au moins l'avantage de mettre en pratique une médicamentation rationnelle et de nous séparer de cet empirisme qui, jusqu'à ce jour, a été notre seul guide.

menses difficultés que l'on rencontrera dans l'application de ces remèdes. Vous avez vu que les zoospores ne sont attaquées ni par les acides végétaux, ni par les minéraux; que les antiseptiques sur lesquels on avait fondé de si grandes espérances, tels que l'acide phénique, l'acide salicylique, le salicylate de soude, le bichlorure de mercure, etc., n'exercent aucune influence sur ces parasites; que le nombre des agents qui pourraient les détruire est très limité jusqu'à ce jour, et que leur usage serait impossible sur un homme vivant. Je ne vous parlerai pas des hautes températures incompatibles avec la vie de la zoospore, parce que de toutes manières, il est évident que l'on ne peut pas les appliquer en thérapeutique.

Quant à l'emploi du nitrate d'argent ou des hypochlorites, nous y trouvons aussi des inconvénients insurmontables.

Rappelez-vous que pour que le nitrate d'argent agisse comme microbicide, il faut qu'il soit dans la proportion d'au moins 1 pour 100, ce qui serait incompatible avec la vie du malade, vu la quantité de nitrate d'argent qu'il faudrait ingérer pour le faire pénétrer en proportion suffisante dans la masse du sang. On peut appliquer les mêmes réflexions à l'emploi des hypochlorites, puisque pour tuer les parasites, il faudrait un degré de concentration incompatible avec la vie de l'individu. Peut-être, plus tard, trouvera-t-on une substance qui, inoffensive pour la vie humaine, sera toxique pour les zoospores; mais en attendant, nous devons considérer la fièvre jaune grave comme une maladie très difficile à guérir.

Cependant, la prophylaxie peut gagner beaucoup par la connaissance de la nature et des propriétés de l'organisme générateur de cette maladie, et nous pouvons déjà annoncer que les moyens préconisés jusqu'à ce jour sont entièrement inutiles: ni les températures de 110° à 120°, ni l'usage du chlorure de zinc, ni l'acide phénique, ni le sulfate de cuivre, ni les fumigations d'acide sulfureux ne peuvent s'opposer à la marche envahissante du *vomito noir*, parce qu'il est prouvé que les zoospores peuvent vivre en dépit de tous ces moyens. Mais, si on élève les températures en les soutenant à 160° pendant quelques heures; si l'on a recours aux fumigations de chlore; si l'on emploie le nitrate d'argent dans la proportion de 1 pour 100, ou si enfin, l'on se sert des hypochlorites dans des proportions convenables, on aura des moyens efficaces pour arrêter le développement d'une maladie qui, une fois déclarée, nous réduirait à la triste nécessité de nous croiser les bras devant elle et de confesser notre impuissance.

Messieurs, quiconque s'occupe de la fièvre jaune ne peut oublier qu'elle appartient à un groupe de maladies qui, si elles ont causé de grandes pertes au genre humain, ont du moins l'heureuse qualité de ne pas récidiver. Cette propriété fait concevoir l'espérance que l'on pourra trouver quelque moyen d'impressionner l'individu en le laissant insensible aux nouvelles attaques du *vomito noir*. Ce n'est pas pour un autre motif que l'on est arrivé à remporter de grandes victoires sur la variole, sur les maladies charbonneuses, etc. Sera-t-il possible d'arriver à des résultats analogues pour la fièvre jaune? Je le crois, et jusqu'à ce jour, l'expérience est venue confirmer ma manière de voir; mais, avant d'entrer en matière, je voudrais m'arrêter un instant pour examiner la cause pour laquelle certaines maladies laissent ceux qui en ont été atteints dans l'impossibilité d'avoir une autre attaque.

Par malheur, l'état actuel de nos connaissances ne nous permet pas de résoudre cette question d'une manière certaine. On pourrait cependant l'expliquer de deux façons: 1º, le germe de ces maladies pourrait se développer aux dépens d'éléments déterminés de l'organisme animal, et ces éléments une fois épuisés, le développement d'un autre germe ne serait plus possible; 2º, le germe générateur des maladies laisserait en se développant dans l'organisme des éléments déterminés qui s'opposeraient à une nouvelle attaque.

Dans la première hypothèse, il se passerait quelque chose d'analogue à ce que nous avons coutume de voir dans certains terrains où l'on a semé plusieurs fois la même graine; il arrive un moment où la terre, manquant de substances déterminées, se trouve alors dans l'impossibilité de reproduire la même semence. Il pourrait en être de même avec la variole, la rougeole, la scarlatine, la fièvre jaune, etc.; les germes producteurs de ces maladies épuiseraient dans le sang les éléments nécessaires à leur reproduction, et par cela même, l'individu serait à l'abri de nouvelles attaques. Mais quand on considère le renouvellement constant, non-seulement de nos parties liquides, mais encore des parties solides, il n'est pas facile de comprendre comment un germe déterminé pourrait détruire non seulement les éléments qui existeraient actuellement, mais encore ceux qui devraient se former plus tard pour le renouvellement continuel de nos humeurs. D'autre part, si les choses se passent selon cette hypothèse, il est évident que l'immunité dépendrait de la quantité de germes développés dans notre économie, puisqu'un petit nombre de germes n'épuiserait pas autant d'éléments que le ferait un grand, et en ce cas, l'on verrait que les attaques légères ne produiraient pas une immunité aussi complète que les attaques graves. Or, l'expérience quotidienne nous apprend le contraire; celui qui a eu une attaque grave de fièvre jaune, qui l'a mis à deux doigts de la mort, est aussi bien à l'abri d'une nouvelle attaque que celui qui n'a eu qu'une simple fièvre d'acclimatation; celui qui a été couvert de nombreuses pustules varioliques est aussi exempt d'une nouvelle attaque de variole que celui qui n'en a eu que trois ou quatre réparties à la surface de la peau; la vaccine est aussi efficace, lorsque dix à douze grains se développent que lorsqu'il n'en prend qu'un seul. Il est incontestable que si l'organisme animal renferme une quantité suffisante d'éléments pour nourrir un nombre immense d'organismes, ces éléments ne peuvent être détruits si un petit nombre de parasites se nourrit à leurs dépens, et par conséquent, on ne peut admettre que l'immunité soit produite par le manque d'éléments propres à nourrir les organismes générateurs.

Si la première hypothèse est inacceptable, il reste la deuxième que nous devons admettre, si mystérieuse et si inexplicable qu'elle paraisse, puisqu'elle est la seule qui puisse nous expliquer les faits observés dans la pratique.

Dans notre prochaine leçon, nous ferons quelques applications de ces doctrines, et je vous enseignerai la manière de pratiquer les inoculations préventives de la fièvre jaune, en même temps que je vous ferai part des résultats obtenus jusqu'à ce jour.

DOUZIÈME LEÇON.

Messieurs:

Personne n'ignore qu'une attaque de fièvre jaune met l'individu dans l'impossibilité d'en avoir une autre. Tous ceux qui ont vécu sur la côte s'accordent pour admettre, qu'en outre des personnes qui ont été malades du *vomito noir*, il y en a d'autres qui, ayant simplement ressenti un léger mouvement fébrile, (la fièvre d'acclimatation), sont aussi bien à l'abri d'une attaque de fièvre jaune que celles qui ont déjà eu cette maladie. Il est encore un autre fait qui doit appeler encore plus notre attention et qui consiste à acquérir l'immunité par la seule acclimatation sans avoir éprouvé auparavant le plus léger malaise. Ces faits nous disent que l'introduction du principe, ou de l'élément qui produit l'immunité, peut avoir lieu de trois manières:

1º, en déterminant les symptômes graves de la fièvre jaune; 2º, en donnant tout simplement lieu à un léger mouvement fébrile; 3º, en pénétrant dans l'organisme d'une manière latente, et sans jamais produire la maladie. L'immunité dont jouissent les enfants nés à Veracruz, à la Havane, ou dans tout autre pays où la fièvre jaune est endémique, est un autre fait qui doit fixer notre attention. Vous savez tous qu'il y a eu autrefois à Cadix des épidémies de *vomito noir*, et l'observation nous a appris que toutes les personnes, nées dans cette localité pendant ces épidémies, ont pu vivre à Veracruz durant de longues années sans avoir jamais ressenti le moindre symptôme de cette maladie, tandis que d'autres, nées à des époques où il n'y avait pas d'épidémie, ont, à leur arrivée à Veracruz, payé leur tribut comme tous les autres étrangers. Je pourrais à l'appui de mes assertions vous citer l'histoire de plusieurs personnes qui se sont trouvées dans ce cas.

Le fait que l'immunité ne vient pas de la seule circonstance d'être né et d'avoir vécu sous les climats propres au développement de la fièvre jaune peut être déduit de ce que nous observons à présent sur les côtes du Pacifique. La fièvre jaune n'avait jamais existé dans ces parages, et bien que les conditions tellurico-atmosphériques soient toutes pareilles à celles de Veracruz, puisque le *vomito noir* a pu s'y acclimater, nous voyons que non seulement les étrangers, mais les fils du pays eux-mêmes sont attaqués indistinctement. Ce même fait se répète à Campêche, au Yucatan, à Tabasco, à Cordoba et dans les autres localités où le vomito ne règne pas d'une façon endémique mais y est importé de temps en temps. Dans toutes ces localités, on n'observe pas que les fils du pays jouissent d'une immunité aussi parfaite que les naturels de Veracruz et de la Havane. Ces observations nous démontrent que l'immunité ne vient pas des conditions climatériques, mais de ce que, chez les enfants, la pénétration de l'élément préservateur se fait probablement sans bruit et sans déterminer des symptômes perceptibles de la maladie.

Je me suis arrêté un instant pour vous remémorer ces détails, parce qu'ils viennent tous à l'appui de l'hypothèse dans laquelle on suppose que l'immunité est produite par la pénétration, dans l'économie animale, d'un élément qui, jusqu'à présent, n'avait pas été connu.

Quel est l'élément qui peut avoir la propriété de préserver des attaques de fièvre jaune?

Cet élément, à mon avis, n'est autre que la zoospore de la *peronospora lutea*, et pour l'affirmer, voici sur quoi je me base: 1º, c'est l'élément qui se généralise chez tous les malades de fièvre jaune; 2°, je l'ai rencontré dans le sang et dans les urines des personnes qui avaient eu la fièvre jaune plusieurs années auparavant. La conservation de ces microbes n'a rien d'extraordinaire si l'on considère qu' en dehors de l'organisme, et réduits à un résidu sec, je les ai vus se conserver après plus de trois années. Vous voyez donc, Messieurs, qu'il n'y a rien d'étrange à ce que les zoospores restent d'une façon permanente dans l'organisme humain pendant un temps assez long.

Soupçonnant ainsi l'élément préservateur de la fièvre jaune, et vu la facilité d'obtenir les zoospores isolées des autres germes, d'après la méthode dont je vous ai parlé, il restait à résoudre cette question:

Peut-on inoculer la zoospore sans déterminer la fièvre jaune? Je confesse, Messieurs, qu'au début de mes études, je n'avais pas les données suffisantes pour répondre à cette question; aussi, ai-je dû procéder de la manière dont je vous parlerai tout à l'heure. Mais aujourd'hui que nous connaissons l'évolution complète de la *peronospora lutea*, nous sommes à même d'y répondre d'une façon péremptoire. Nous savons déjà que le tableau symptomatologique, connu sous le nom de fièvre jaune, est déterminé par la pénétration dans l'économie des spores de la *mucédinée* qui développeront dans nos organes

la *peronospora lutea*, et avec elle tous les symptômes du *vomito noir;* mais, nous savons aussi
que la pénétration de la zoospore doit être inoffensive, puisque, entre elle et la spore de la
mucédinée, il existe une partie d'évolution de la
cryptogame, et que les zoospores ne développent jamais immédiatement la terrible *péronosporée*. En introduisant donc les zoospores à
l'aide de notre seringue à injection, nous fai-
sons justement ce que fait la *péronosporée*, mais
sans produire le tableau des symptômes qui
correspondent au développement de cette cryptogame dans nos organes, et sans donner lieu à
l'innombrable quantité de micro—organismes
qui se forment dans chaque dilatation oogonique pour aller se nourrir aux dépens de tous
nos tissus.

Le moyen de pratiquer l'inoculation est bien
simple. En premier lieu, on recueille les urines des malades, en ayant bien soin de ne pas
prendre celles qui peuvent provenir de personnes souffrant de quelque affection vésicale et
encore moins de blennoragie ou de syphilis.
Il est bon d'employer les urines éliminées quand
la maladie est bien confirmée, parce qu'elles contiennent une plus grande quantité de zoospores.
On met cette urine dans des plats larges et de
peu de profondeur, pour les abandonner à l'é-
vaporation spontanée, en ayant soin qu'elle

soit complète et qu'il ne reste pas trace d'humidité. Si la couche du résidu est très épaisse, il est bon de l'étendre en superficie, afin que l'oxygène de l'air pénètre dans toute son épaisseur. En suivant ce conseil, on évitera sûrement d'inoculer les microbes de la putréfaction.

Lorsque le résidu *est bien sec*, on peut déjà le faire servir pour l'inoculation. Je mets ordinairement pour un gramme d'eau distillée environ un ou deux centigrammes de résidu sec. Je le triture de façon à ce que le mélange soit le plus parfait possible, et chargeant une seringue de Pravaz, je fais une injection sous-cutanée au bras gauche.

Les résultats sont variés, mais jamais il n'est survenu aucun accident sérieux. Moi, j'ai été le premier inoculé, le 29 Septembre 1881. J'ai ressenti une vive ardeur au moment de l'injection et quelques instans après; mais elle a disparu promptement pour faire place à une légère tuméfaction, sans rougeur de la peau, quoique gênant un peu les mouvements. Le quatrième jour, tout avait disparu, et je n'ai eu réellement aucun mouvement fébrile, puisque le thermomètre ne s'est élevé que de quelques dixièmes au-dessus de 37°; l'urine est devenue peu abondante et a pris une couleur légèrement rougeâtre. Le malaise a été si insignifiant que j'ai pu continuer mes travaux ordinaires. Je compte

aujourd' hui près de deux cent cinquante personnes inoculées, et parmi elles, plusieurs ont
éprouvé, quelques heures après l'inoculation, un
mouvement fébrile qui a parfois fait monter le
thermomètre à 38° 5; la durée de ce mouvement
fébrile n'a pas dépassé 24 à 30 heures. Les accidents locaux ont été plus variés; la tuméfaction s'est presque toujours produite à l'endroit
où j'avais pratiqué l'inoculation, mais l'extension et la grandeur de cette tuméfaction a beaucoup varié. Dans beaucoup de cas, il y a eu
rubéfaction de la peau. Ces phénomènes locaux
ont duré quatre ou cinq jours, mais en général,
les inoculés ont continué à s'occuper de leurs
affaires habituelles. Une seule fois, j'ai vu se
développer un phlegmon qui s'est terminé par
la suppuration, et ce cas s'est présenté dans les
conditions suivantes: Je venais de finir une
quantité des résidus secs d'une urine qui servait pour les inoculations: la sécheresse était
si grande que j'avais beaucoup de peine à détacher le restant du fond du vase. Sachant déjà
combien les zoospores sont avides d'humidité,
je plaçai le vase sous une cloche de verre et je
mis à côté un autre petit vase contenant de
l'eau.

Bientôt l'atmosphère confinée s'est saturée
d'humidité; les microbes qui formaient le résidu ont absorbé la vapeur d'eau et la masse s'est

ramollie d'une manière très perceptible. J'ai pris les zoospores dans cet état pour les inoculer à trois ou quatre personnes qui toutes ont eu des accidents locaux parfaitement visibles, et c'est chez l'une d'elles que s'est manifesté le phlegmon suppurant. Devant ces résultats, j'ai répété l'expérience qui consiste à placer les zoospores dans une atmosphère saturée d'humidité, et j'ai ensuite procédé à l'examen microscopique qui m'a mis en présence, non seulement des zoospores, mais aussi d'une grande quantité de microbes de la putréfaction. Dès lors, j'ai pris la résolution de ne plus employer que des résidus parfaitement desséchés, et depuis, je n'ai eu aucun autre accident à constater.

Les personnes inoculées, dont le chiffre atteint deux cent cinquante, sont disséminées sur divers points envahis par le *vomito;* quelques unes demeurent encore dans ces localités, et d'autres les ont habitées seulement pendant un temps plus ou moins long. Jusqu'à présent, aucune n'est morte, ni même n'a eu la fièvre jaune. Un seul individu, qui vit actuellement à Mazatlan, où il a passé l'épidémie, a eu un très faible mouvement fébrile qui a pu être qualifié de *vomito* très léger. Mais, je vous le répète, aucun de mes inoculés n'a été atteint de la terrible maladie. Beaucoup d'entre eux ont vécu à la Havane, à Veracruz, à Mazatlan, à Colima, et sur différents points de la côte sans être inquiétés le moins du monde.[1]

Je dois vous dire qu'actuellement, on pratique l'inoculation, d'après ma méthode dans l'Etat de Colima. M. le Gouverneur de cette entité fédérative m'a mis en relation avec M. le Dr. Orozco et a fait faire l'inoculation officielle. Elle a eu lieu depuis trop peu de temps pour que nous puissions connaître les résultats qu'elle a donnés dans une localité qui, autrefois, était décimée par la fièvre janne.[2]

Je ne puis laisser ce sujet sans revendiquer les droits de priorité que je dois avoir sur le système des inoculations et je le fais parce que, dernièrement, on a beaucoup parlé, à l'étranger, des inoculations du Dr. Freire, et l'on a oublié que c'est moi qui, le premier, ai mis leur utilité hors de doute.

1. Voyez l'Appendice.
2. M. le Gouverneur de Oaxaca m'a demandé des instructions pour faire pratiquer l'inoculation à Tehuantepec où le *vomito* a fait de nombreuses victimes, l'année dernière. M. le Gouverneur de la Sonora est venu me rendre visite et est retourné dans son Etat, bien résolu à faire pratiquer l'inoculation dans toutes les localités envahies par la fièvre jaune.

Nous connaîtrons bientôt les résultats de ces études faites sur une grande échelle.

Il est certain que le Dr. Freire s'est proposé avant moi d'étudier le microbe de la fièvre jaune. En 1880, il décrivait son *cryptococcus xanthogenicus* dans un livre publié à Rio–de–Janeiro, et intitulé: "Recueil des travaux chimiques du Dr. Freire, professeur titulaire de Chimie organique à la Faculté de Médecine de Rio–de–Janeiro, à l'Ecole Polytechnique (intérim) et au Lycée Impérial des Arts et Métiers, etc., etc., suivi des recherches sur la cause, la nature et le traitement de la fièvre jaune, par le même auteur. (Avec figures dans le texte). Imprimerie de Molarinho et Mont'Alverne, Largo de Carioca, Nº 3—1880." Dans ce traité, le Dr. Freire décrit son *micrococcus*, organisme qui a quelque analogie avec celui que j'ai appelé zoospore.

Mais le docteur brésilien fait de son microbe une morphologie qui diffère essentiellement de ce que j'ai vu, et c'est le motif pour lequel on peut les considérer comme deux entités différentes. Après avoir décrit son microbe et parlé de ses transformations, il s'attache spécialement à démontrer que le salicylate de soude est le moyen le plus efficace pour détruire le *cryptococcus*, et il recommande de traiter la fièvre jaune au moyen des injections hypodermiques de salicylate de soude. En matière d'inoculations, l'auteur est très sobre. Il nous en dit seulement quelques mots dans les notes publiées à la fin de son ouvrage. A la page VI de ces notes, il s'exprime ainsi:

"B.—"Expériences d'inoculation."—"Nous n'avons pas eu le temps de compléter nos expériences que nous continuerons à la première occasion. Cependant, le Dr. Araujo Goés et moi, avons inoculé du vomissement noir type chez un singe. Après 15 jours environ, un abcès s'est produit au point de la piqûre. Le singe est devenu triste et a eu de la fièvre, sans manifester aucun symptôme de fièvre jaune. Toutefois, il a maigri de plus en plus et il est mort. On a pratiqué l'autopsie, et on a trouvé des tubercules dans le tissu des poumons. Nous ne pouvons pas garantir que ces tubercules aient été causés par l'introduction du vomissement noir dans le sang du singe, ce qui, 'd'ailleurs, ne serait pas étonnant: car la science enregistre des expériences où l'inoculation de matières septiques, et même de substances minérales, a occasionné l'apparition de la tuberculose. Il faudrait avoir déterminé préalablement si l'animal souffrait déjà de tubercules avant l'injection. Tout ce que nous pouvons affirmer, c'est que sa santé paraissait florissante avant l'injection du vomissement noir."

"Nous avons aussi pratiqué l'injection du vomissement noir chez un chien. Nous l'avons répétée deux fois, à quelques jours d'intervalle. Après la première injection, l'animal n'a rien accusé d'extraordinaire; ce qui nous a porté à en faire une seconde. Celle-ci a été suivie d'un état de dépérissement manifeste. Cependant, aucun symptôme indicateur de la fièvre jaune ne s'est manifesté."

"Nous pouvons conclure de ces trois expériences que le vomissement n'est pas capable de transmettre la maladie, au moins injecté sous la peau, et que son introduction donne lieu à une sorte de rétrogradation des mouvements nutritifs se traduisant par la maigreur et le dépérissement progressifs."

"Nous répéterons ces expériences, afin d'en retirer une conclusion définitive. En même temps, nous tâcherons de rechercher quelle est la condition la plus propre à inoculer dans l'organisme les germes de la maladie."

"En effet, il est des miasmes et des virus le même que des poisons; les uns agissent introduits par l'estomac, d'autres, sous la peau, d'autres enfin, par les poumons. Ainsi, le curare peut être ingéré impunément, mais injecté sous la peau, il est un poison promptement mortel à des doses minimes; le chloroforme donné par la bouche a une action différente de celle qu'on observe quand il est inhalé. "De même, le virus varioleux, qui se transmet irrévocablement par une inoculation sous–cutanée, se montre tout à fait *inactif* lorsqu'il est avalé. Le miasme paludéen semble agir par la voie respiratoire. Nous nous proposons de varier les expériences ayant trait à la fièvre jaune; nous espérons que ce problème ne sera pas insoluble."

J'ai voulu vous citer textuellement ces paragraphes, parce que, dans tout l'ouvrage, ce sont les seules paroles que l'on trouve relatives au point si intéressant des inoculations. Vous pouvez voir que l'on ne peut tirer aucune conséquence des trois expériences qui y sont relatées; puisque les symptômes du *vomito noir* ne sont pas apparus, et que l'on n'a pu savoir si le microbe s'était généralisé.

Le Dr. Freire se promet d'étudier ce sujet, et il espère en tirer quelques conséquences pratiques.

Après ce livre, on a publié, dans les journaux des Etats–Unis, un article dans lequel on disait que le Dr. Freire avait trouvé le microbe de la fièvre jaune dans la terre recueillie dans les cimetières de Rio–de–Janeiro, et que certains animaux, forcés de vivre en contact avec ces terres, étaient morts au bout de peu de temps.

Le docteur concluait de ces faits que ces animaux étaient morts empoisonnés par le microbe de la fièvre jaune.

Vers le milieu de l'année 1883, les journaux de l'Amérique du Nord annoncèrent, dans plusieurs articles, que le Dr. Freire était en train de pratiquer l'inoculation préventive de la fièvre jaune. On disait que le médecin brésilien cultivait le microbe du *vomito noir*, dans le bouillon ou dans la gélatine. On assurait de plus que les effets du microbe s'atténuaient à mesure que l'on multipliait les cultures et que l'inoculation du microbe ainsi atténué prévenait toute attaque de fièvre jaune.

Je vous prie de vouloir bien vous fixer sur les dates citées, et pour plus de clarté, je vous répèterai qu'en 1880, le Dr. Freire n'avait pu tirer aucune conséquence de ses expériences d'inoculation, et que ce n'est qu'en 1883 qu'il a commencé à pratiquer les inoculations préventives.

Or, dans le premier Mémoire que j'ai lu à l'Académie de Médecine de Mexico, le 26 Octobre 1881, et publié dans le tome XVI de la "Gaceta Medica," je parlais du résultat des inoculations pratiquées par moi sur différents animaux en employant, soit l'urine, soit les matières vomies, ou bien en me servant du champignon (*peronospora lutea*), qui s'était développé dans un verre. Et à la page 395, je disais mot pour mot ce que je vais vous lire: "Pour ne pas me répéter, je vous dirai une fois pour toutes que, dans tous les cas sans exception, le champignon s'est reproduit et que, dès les premiers jours, nous pouvons voir dans l'urine des animaux inoculés les mêmes éléments doués des mêmes caractères que ceux que nous observons dans les urines des malades du *vomito:* qu'il n'y a pas de différence si l'on inocule les matières vomies, l'urine ou le champignon macéré dans l'eau distillée; qu'indifféremment, j'ai pu obtenir des spores bien développées dans un cas comme dans l'autre; que l'on ne peut pas croire *qu'il y ait une simple élimination du champignon inoculé, puisque les quantités inoculées sont bien petites, tandis que les produits obtenus dans l'urine sont beaucoup plus abondants et se présentent constamment. Je crois devoir appeler votre attention sur le fait que des animaux inoculés depuis plus de deux mois rejettent encore une grande quantité de zoospores, et même des morceaux de mycélium.''*

J'ajoutais ce qui suit, page 401: *''Quoiqu'il en soit, nous avons déjà conquis un fait, et ce fait est d'une grande valeur. L'inoculation du champignon dans le tissu cellulaire, et à l'abri du contact de l'air, est complètement inoffensive. En conséquence, nous pouvons nous valoir de ce moyen comme on le fait de la vaccine pour éviter la variole. A tous ceux qui se rendront sur la côte, ou à tous les étrangers qui y débarqueront, on peut faire une injection sous-cutanée*

de la "peronospora lutea" macérée dans l'eau dis-
tillée."

Messieurs, le problème de l'inoculation préventive de la fièvre jaune se divise en deux questions pratiques; 1º, démontrer que le germe de la fièvre jaune est capable de se généraliser dans l'économie; 2º, démontrer également que l'inoculation est inoffensive.

J'avais résolu ces deux questions d'une manière expérimentale. En effet, après avoir démontré que les urines de tous les animaux inoculés contenaient les mêmes principes et offraient les mêmes caractères que les urines des malades de fièvre jaune, il était prouvé que le microbe générateur avait pénétré dans le torrent de la circulation et avait été éliminé par les urines, puisque, depuis le tissu cellulaire sous–cutané jusqu'au système rénal, il y a tout le torrent de la circulation. Mes expériences avaient donc démontré que le microbe se généralisait dans l'économie.

Quant au second point, c'est–à–dire, l'innocuité de l'inoculation, il était également démontré, puisque les animaux n'avaient point succombé ni donné aucun signe de souffrance grave. Il est vrai qu'à cette époque, j'attribuais l'innocuité de l'opération à l'introduction du microbe par le tissu cellulaire et hors de l'action de l'air atmosphérique. Aujourd'hui que j'ai de meilleures données, et que je connais déjà l'évolution complète du champignon générateur de la fièvre jaune, je sais que l'innocuité de l'opération dépend de ce que les zoospores inoculées sont incapables de produire la fièvre jaune, puisque, entre la zoospore et la *mucédinée*, il existe encore toute une évolution qui n'a pas encore eu lieu.

Revenons cependant au point où nous avons laissé la question. J'avais démontré la généralisation du microbe et l'innocuité de l'inoculations sous-cutanée; mais la conséquence n'était applicable qu'aux animaux, car mes expériences s'étaient limitées à l'observation de ce qui se passait chez les lapins ou chez les chiens. Pour généraliser ces résultats, et pour les appliquer à l'homme, il fallait une expérience directe. C'est afin de la réaliser que je me suis inoculé moi-même, le 29 Septembre 1881. A la même page 401 du volume XVI de la "Gaceta Medica" de Mexico, je m' exprimais en ces termes: "On ne manquera pas de me faire observer que la conséquence n'est pas entièrement logique, puisque les expériences ont été faites sur les animaux et que leurs résultats pourraient bien ne pas s'appliquer à l'homme. Les lapins mangent impunément des feuilles de belladone, et pourtant, l'homme n'en pourrait faire autant."

"J'ai senti la force de ce raisonnement, et pour sortir du doute, je me suis injecté, sous la peau de l'abdomen, le champignon macéré dans l'eau distillée, et voici quel en a été le résultat: J'ai fait l'inoculation dans la soirée du 29 Septembre, et immédiatement après, j'ai ressenti une ardeur piquante, mais très passagère à l'endroit de l'injection. Le matin du 30, ma température était de 36° 7; les mouvements déterminaient une douleur gênante à l'endroit de la piqûre; j'ai ressenti un peu de lassitude, des sueurs partielles; l'urine a diminué et est devenue rongeâtre. Dans la nuit, la température a été de 38° 3. Malgré la douleur causée par la piqûre, il n'y avait ni tuméfaction ni rougeur. Le 1er. Octobre, la douleur avait diminué d'intensité, mais elle s'était irradiée en haut jusqu'aux dernières côtes, et en bas jusqu'à l'aîne. La pression superficielle était plus gênante que la pression profonde, mais il n'y avait pas de tuméfaction. Le matin, la température était de 37°; le malaise et la lassitude avaient complètement disparu. Pendant la nuit, la température a été de 36° 7. Les jours suivants, tous les symptômes locaux ont disparu; seule, l'urine a été relativement diminuée pendant quelque jours. L'urine recueillie le lendemain même de l'injection a donné des signes évidents de la généralisation du champignon, et ces jours derniers encore, je continuais à éliminer ses éléments propres.''

''Maintenant que je suis convaincu que le moyen proposé est aussi inoffensif pour l'homme que pour les animaux, je n'hésiterai plus à faire l'injection sur mes semblables, ni à la recommander à mes confrères.''

Vous voyez donc bien, Messieurs, que depuis le 26 Octobre 1881, date à laquelle j'ai lu mon premier Mémoire à l'Académie de Médecine de Mexico, j'avais parfaitement démontré: 1º, la généralisation du microbe de la fièvre jaune; 2º, l'innocuité de l'inoculation, et 3º, que l'inoculation pouvait se pratiquer sur l'homme sans aucun inconvénient.

Je vous ai déjà dit que dans ''l'Union Médicale'' de Rio–de–Janeiro, du mois d'Avril 1883, M. le Dr. Silva Araujo avait publié un article relatif à la fièvre jaune, et duquel j'ai pris quelques paragraphes que je vous ai lus dans une de mes leçons antérieures.

Or, l'auteur dit qu'il entreprend son travail après avoir pris connaissance des écrits des Drs. Freire, Gama Lobo, Araujo Goés, Lacerda, Couty, Beauperthuis *et des miens.* Ce détail nous démontre jusqu'à l'évidence que mon premier Mémoire était déjà connu à Rio–de–Janeiro au commencement de l'année 1883, et si le Dr. Silva Araujo l'avait déjà lu, il n'est pas

possible que le Dr. Freire n'en ait pas pris connaissance, puisqu'il se dédie de préférence à
l'étude de la fièvre jaune, et quand l'esprit est
préoccupé par une question, il n'est pas facile
de ne pas s'intéresser à tout ce qui se publie
sur ce sujet, quelque insignifiante que soit la
personne qui l'ait écrit. Donc, si le Dr. Freire
a commencé à faire ses inoculations en 1883, il
devait déjà connaître mes travaux et savoir
que j'avais démontré la généralisation du champignon et l'innocuité de l'injection.

Je me suis arrêté sur ce point, et je vous ai
fait une disgression, peut-être un peu longue,
parce qu'il faut rendre à chacun ce qui lui appartient. Du reste, les inoculations du Dr. Freire et les miennes sont essentiellement différentes dans la manière de procéder. Je vous
ai recommandé l'inoculation directe de la zoospore obtenue par le dessèchement de l'urine,
tandis que le Dr. Freire inocule les produits
des cultures qu'il prétend faire dans le bouillon,
ou dans la gélatine, sous prétexte d'atténuer
l'intensité du microbe. Or, ayant déjà démontré par des expériences directes que la zoospore
ne peut se reproduire immédiatement dans les
liquides, mais qu'il lui faut d'abord se transformer en spore, puis en *mucédinée*, ensuite en
péronosporée pour voir la réapparition de la
zoospore, il est facile de comprendre que le ré-

sultat des cultures du Dr. Freire doit être nul, et qu'en définitive, la troisième ou la quatrième culture ne peuvent déjà plus renfermer les véritables germes de la fièvre jaune.

Le résultat des inoculations du Dr. Freire vient confirmer mes soupçons, et pour vous convaincre, je vais vous citer ce qu'il a écrit; ensuite, je vous ferai connaître le jugement émis par un de ses confrères devant le Président de l'Académie de Médecine de Rio-de-Janeiro, à propos du moyen prophylactique en question:

Dans une lettre au "Sanitary News," journal de l'Amérique du Nord, le Dr. Freire s'exprime en ces termes: "En réponse à votre demande, je vais vous relater les points qui offrent le plus d'intérêt dans mes études sur la fièvre jaune; mais je ne puis naturellement vous en faire qu'un bref résumé, vous renvoyant pour plus de détails aux Mémoires que j'ai publiés: *"Cause, nature et traitement de la fièvre jaune."* Une relation étendue sur les fondements théoriques et pratiques de mes recherches est en ce moment sous presse, et je vous en enverrai un exemplaire aussitôt que cette publication sera terminée."

"La méthode de cultures que j'ai suivie est la même que celle de Pasteur. J'ai extrait le sang ou un autre fluide organique quelconque de personnes attaquées du *vomito*, ainsi que des.

cadavres, et employant les plus scrupuleuses
précautions, j'ai introduit ces liquides dans des
flacons Pasteur préalablement stérilisés et contenant une solution de gélatine ou de bouillon
de bœuf."

"Dans ces conditions, le microbe se développe
en abondance et s'atténue de lui–même par
l'action de l'air qui pénètre à travers le bou-
chon d'amiante qui ferme le flacon. La pureté
de ces cultures (spécimens) est restée démon-
trée par les examens microscopiques dont vous
trouverez les relations dans mon Mémoire:
"*Etudes expérimentales sur la contagion de la
fièvre jaune.*"

"Le microbe apparaît sous la forme de points
noirs et petits comme des grains de sable (780
diamètres); dans sa forme primitive, apparaissent de petites cellules rondes, avec un anneau
de couleur gris–cendré, ou noir, contenant à
l'intérieur des substances jaunes ou noires et
quelques granulations qui, plus tard, se conver-
tissent en nouvelles spores. Ces cellules écla-
tent à un moment déterminé en répandant leur
contenu, c'est–à–dire, les spores, pigment et la
substance nitrogénée composée (*ptomaïnes*), que
j'ai isolée, non–seulement des substances vomies, mais encore du sang même et de l'urine.
Le pigment jaune, étant soluble, produit l'in-
filtration ictérique de tous les tissus par une

espèce d'absorption tinctoriale qui se développe même après la mort; le pigment noir, ainsi que les détritus résultant de la rupture des cellules, étant insolubles sont entraînés par la circulation générale et produisent des obstructions dans les vaisseaux capillaires du sang, ce qui donne pour résultat les symptômes congestifs, .(si communs dans la fièvre jaune) des voies urinaires, d'où suppression de l'urine, symptôme si fréquent et si terrible dans cette maladie."

"J'ai décrit cet organisme microscopique sous le nom de *criptococcus xanthogenicus,* à cause de la ressemblance de son développement avec celui de ce genre d'algues."

"Après avoir mis en évidence la nature contagieuse du *vomito* par des expériences sur des oiseaux de basse–cour, j'ai fait des essais d'inoculation préventive, d'abord sur différents animaux et ensuite sur des hommes, et cela sans aucune crainte parce qu'une multitude d'essais sur les animaux m'avait convaincu de la sécurité absolue de l'inoculation avec les cultures atténuées."

"Jusqu'à cette date, j'ai vacciné 450 personnes; la plus grande partie sont des étrangers récemment arrivés. L'immunité contre la fièvre jaune a été proclamée par ceux que j'ai vaccinés puisqu'ils ont subi l'épreuve d'une épidémie presque rigoureuse et que *seulement six d'entre eux sont morts, c'est-à-dire, moins de deux pour cent*, tandis qu'il y a eu plus de cent décès parmi ceux qui n'étaient pas vaccinés; la mortalité étant chez ces derniers de 30 à 40 pour 100 des personnes attaquées. Si nous nous fixons donc sur une centaine de personnes vaccinées respectivement dans de bonnes conditions, nous trouvons deux décès, tandis que sur cent malades non-vaccinés, nous comptons de trente à quarante morts, ce qui donne une mortalité quinze fois plus grande chez ces derniers. Même en supposant que la mortalité n'ait été seulement que dix fois, et même cinq fois moindre chez les vaccinés, la prévention vaudrait la peine d'être adoptée."

"L'inoculation protectrice contre le charbon communique l'immunité à une dixième partie et la vaccine garantit un cinquième de la variole, d'après les calculs faits par Bousquet.— "Dr. Domingo Freire, professeur de la Faculté de Médecine de Rio-de-Janeiro, Président du Comité Central d'Hygiène Publique."

J'ai lu en entier la communication du Dr. Freire, parce que je désire le juger d'après ses propres paroles, et pour que l'on ne puisse pas supposer que j'ai ajouté ou retranché quelque chose. N'espérez pas que j'aille combattre une à une les idées du docteur brésilien. Je mets

de côté tout ce qui se rapporte à l'interprétation morphologique du microbe de la fièvre
jaune, et j'attends le jugement de l'histoire sur
ce point. Je me limiterai à quelques observations sur le résultat de l'inoculation préventive. N'oubliez pas que le Dr. Freire inocule
un liquide qu'il obtient après plusieurs cultures, et que, d'après ce que je vous ai dit auparavant, ce liquide ne peut pas contenir les microbes générateurs de la fièvre jaune, ou s'il les
contient, ce ne peut être qu'en très petite quantité. N'oubliez pas non plus que lorsqu'il s'agit
d'études statistiques, on ne peut obtenir des
conséquences exactes si l'on ne compare pas les
faits placés dans des conditions identiques. Si
l'on veut chercher l'influence d'une cause quelconque, il est nécessaire de comparer deux groupes placés dans les mêmes circonstances, excepté celle dont on cherche l'influence. Tant
que les conditions ne sont pas identiques, les
conséquences statistiques que l'on en tire ne
peuvent être exactes.

Appliquons ces principes aux résultats exposés par le Dr. Freire, et vous serez convaincus
que ses conséquences ne sont pas logiques. Il
nous dit d'abord que sur 450 personnes, il n'en
est mort que six; mais il ne dit pas le nombre
de personnes attaquées, et lorsque l'on veut
constater l'efficacité d'un moyen préventif, il

ne suffit pas seulement de connaître le nombre de décès, mais aussi celui des personnes attaquées par la maladie que l'on veut éviter.

Je veux cependant excuser le Dr. Freire pour cet oubli involontaire, quelle que soit l'importance de ce renseignement, et je vais analyser le résultat de ses comparaisons:

Il nous dit que sur 450 personnes inoculées, il n'en est mort que six, c'est-à-dire, moins de deux pour cent, tandis que plus de cent décès ont eu lieu parmi les non-inoculées. Ces résultats ne sont pas comparables, car nous savons qu'il est mort le deux pour cent d'inoculés; nous savons aussi qu'il y a eu plus de cent décès chez les personnes non-inoculées, mais nous ignorons le nombre de ces personnes qui étaient sujettes à l'action de la cause de la maladie. Or, ignorant ce nombre, nous ne pouvons savoir la proportion des décès, et par conséquent, il nous est impossible de les comparer à la proportion des personnes inoculées.

Si le nombre des non-inoculés avait été égal à celui de ceux qui l'avaient été, les avantages seraient en faveur de l'inoculation, puisque sur 450 personnes inoculées, six seulement auraient péri, tandis que sur 450 personnes non-inoculées, il en serait mort plus de cent. En ce cas, l'avantage de l'inoculation serait incontestable, puisque le moyen préventif aurait fait baisser

la mortalité de cent pour 450 à six pour le même nombre. Mais si le nombre des non-inoculés était de dix mille, par exemple, en ce cas,
l'inoculation serait désavantageuse comparée
aux résultats obtenus sur les non-inoculés. Par
conséquent, tant que le Dr. Freire ne fixe pas
le nombre de personnes non-inoculées, on ne
peut tirer aucune conclusion avantageuse en
faveur de son système d'inoculation.

Un peu plus loin, le docteur nous dit:

"*Donc, si nous nous fixons sur une centaine de
personnes vaccinées respectivement dans de bonnes conditions, nous observerons deux décès, tandis que sur cent malades non-vaccinés, nous comptons de trente à quarante morts, ce qui donne une
mortalité quinze fois plus grande chez ces derniers.*" Il paraît incroyable, Messieurs, qu'un
homme de science comme le Dr. Freire ose tirer des conclusions semblables. Il est vrai que
dans ce cas, il compare une centaine de personnes *vaccinées* à une centaine de celles qui ne
l'ont pas été; mais, remarquez que la comparaison se fait entre cent individus *vaccinés* attaqués et non attaqués de la fièvre jaune, tandis
que l'on suppose que les cent qui n'ont pas été
vaccinés avaient tous été frappés par la maladie. D'après cela, rien d'étonnant à ce que le
nombre des décès n'ait été que de 2 pour 100
chez les *vaccinés*, tandis qu'il est monté à 30 ou

40 pour 100 chez les autres. Pour que la comparaison fût possible, il fallait, ou bien comparer cent personnes *vaccinées*, attaquées de fièvre jaune avec cent autres non-*vaccinées*, placées dans les mêmes conditions et attaquées aussi de la même maladie, ou bien, établir la comparaison entre cent *vaccinées* et cent autres non *vaccinées*, placées dans les mêmes conditions, et observer la proportion des attaqués et celle des morts. Mais agir comme l'a fait le Dr. Freire, c'est se placer dans les conditions les plus favorables pour simuler de bons résultats.

Je vais porter à votre connaissance l'opinion formulée sur les *vaccinations* du Dr. Freire par un de ses confrères les plus éminents. Dans la "Gaceta Medica de Rio-de-Janeiro;" on lit ce qui suit:

"Vaccination contre la fièvre jaune."

Lettre adressée à M. le Président de l'Académie Impériale de Médecine de Rio-de-Janeiro par M. le Dr. J. M. de Araujo Goés."

"Monsieur:—Dans l'une des réunions de l'Académie Impériale de Médecine, vous avez manifesté le désir que tous les médecins qui auraient soigné des malades de fièvre jaune vaccinés par M. le Dr. Freire voulussent bien soumettre leurs informations à cette corporation, cela étant le seul moyen de se former une opinion sur la valeur réelle de la prétendue vaccine. Je m'empresse d'y coopérer avec le contingent que m'a fourni l'hôpital de Santa–Isabel, pendant la présente saison épidémique. Jusqu'à ce jour, quatre malades vaccinés sont entrés dans cet établissement."

"1º, L'italien Emilio Butti, demeurant Rua de Ajuda, a été soumis deux fois à la vaccination; est mort, vingt–quatre heures après son entrée, d'anurie et *vomito noir*."

L'autopsie a révélé une couleur jaune du foie telle que je n'en ai jamais vu sur cent examens cadavériques que j'ai pratiqués ou vu pratiquer. J'ai extrait du cadavre le foie et les reins que je conserve au Laboratoire de Physiologie du Musée. Je les ai coupés et traités par le procédé de Ehrlich: le violet d'aniline qui fait voir avec évidence dans le microscope les bactéries signalées par moi et par M. Babès du laboratoire du Dr. Cornill.

"2º, L'italienne Rosalina Nerina, vaccinée à l'hôpital de Nichteroy, assistée par le Dr. Pinto Netto. La malade est sauvée malgré la violence du *vomito*, grâce à l'habileté de son médecin."

"3º, Le portugais Bentos Antunes d'Oliveira, demeurant Rua de Uruguayana, nº 36. Chez cet individu, le mal a cédé aux premiers remèdes."

"4º, Le portugais José da Silva, demeurant

Morro da Viuva, actuellement dans le département qui est à ma charge. Chez ce malade, la fièvre jaune s'est arrêtée à la cinquième période, caractérisée par l'albuminie dans les urines, diminution du pouls, etc. Silva est heureusement en convalescence. Il m'informe que quelques vaccinés du Morro da Viuva ont été attaqués par l'épidémie et qu'il en est mort deux."

"Dans le Jurujuba, la mortalité des *préservés par la vaccine* a été de 1 sur 4, ou vingt-cinq pour cent, supérieure à celle des malades non-vaccinés, qui n'a pas excédé 21 pour cent."

"Si l'on niait au troisième malade, Bentos d'Oliveira, la nature de sa maladie, la mortalité serait de 1 sur 3, ou de 33 pour cent, sans la fraction. Cette proportion concorde avec ce qui est arrivé chez les voisins de Silva, au Morro da Viuva, puisque ce malade nous dit que six de ses voisins qui avaient été vaccinés ont été atteints de la fièvre jaune, et que deux sont morts; ce qui donne encore le 33 pour cent."

"Je connais beaucoup d'autres cas fatals, et je ne suis pas étonné que les vaccinations n'aient pas réussi, parce que, moi, qui me suis dédié uniquement, pendant treize mois, à l'étude microscopique des humeurs et des viscères des malades et des cadavres du *typhus ictéroïdes*, après les avoir soumis à de nombreux procédés d'investigation, je n'ai pas, jusqu'à ce jour, rencontré le *micrococcus xanthogenicus,* ni sous les formes qui lui sont données dans les dessins publiés en 1880, ni sous les formes modernes de 1883 qui n'ont rien de commun avec les premières. Il paraît que le *micrococcus xanthogenicus* change de forme tous les trois ans, ou bien que l'une des deux observations, sinon toutes les deux, ont été défectueuses et que l'on a pris une chose pour l'autre."

"Dans une publication récente, (Discours prononcé à l'hôpital de Nichteroy), le Dr. Freire dit: "J'ai démontré comment se reproduit le microbe de la fièvre jaune et que l'un produisait un pigment noir, et les autres un pigment jaune et ptomaïnas." De la fin de ce discours, publié dans la Province de Nichteroy, le 10 Décembre, et reproduit par le "Jornal do Comercio," on peut légitimement conclure que trois espèces de *microbes* furent rencontrées dans la fièvre jaune par le Dr. Freire."

"S'il en est ainsi, l'observateur le moins exigeant ne formulera-t-il pas l'observation suivante: "Quelle est celle des espèces qui a été atténuée pour servir de vaccine? Celle du pigment noir, celle du pigment jaune, celle de *ptomaïnas,* ou bien toutes les trois?" Comme tout le monde le sait, le Dr. Freire ne cultive de cette trinité que l'espèce *xanthogenicus,* la seule dont il parle dans ses écrits et dont il publie les dessins. En conséquence, ou la terrible trinité est une vérité, et en ce cas, la vaccine ne sert de rien, parce que si elle préserve d'un microbe, elle permet l'entrée franche aux deux autres qui ne sont pas moins funestes, comme il le confesse; ou ce n'est qu'une fausseté, et toutes les observations du Dr. Freire sont défectueuses et incomplètes, parce qu'elles ne peuvent inspirer la moindre confiance, surtout lorsqu'il s'agit de la vie de nos semblables. Cela suffit pour blesser à mort le moyen préventif si recommandé. Devant une telle disjonction, il se présente naturellement un problème moral qui consiste à rechercher la raison pour laquelle il y a des hommes qui ont au moins en leur faveur la présomption légale de l'érudition et du critérium et qui, malgré cela, sont les jouets de tant de chimères. Je ne puis m'expliquer cette anomalie que par l'impulsion irrésistible des idées préconçues. Dans ces conditions, et avec une complaisance dont l'esprit n'a pas d'idée, on accepte une démonstration dont le point de départ a été fourni par une fausse interprétation, et du terrain de l'imagination, on se transporte sur celui des faits, en commettant des erreurs mentales et des erreurs de sens. C'est ce qui est arrivé à l'auteur de l'inoculation contre la fièvre jaune qui, jusqu'à présent, ne s'est pas formé une idée assez exacte de la fatale

pyréxie, ainsi que cela ressort évidemment du
discours cité, il y a un instant. Rigoureusement,
la question de la vaccine du typhus américain
n'aurait pas dû franchir le seuil des laboratoi-
res pour ne pas s'exposer à inculquer des doctrines et à inspirer des espérances illusoires et
pleines de danger."

"Pour ma part, je déclare en toute franchise
que tous les essais que j'ai faits jusqu'à présent
dans ce but ont été entièrement vains, bien que
je dispose d'une pratique de plus de deux années et d'un matériel complet pour ce genre
d'études. Quelquefois, j'ai vu la matière cul-
tivée pour servir de vaccine tuer l'animal; d'autres fois, celle que je considérais comme active
ne produisait aucun effet; plus souvent, le sang
du malade ou du cadavre tuait l'animal, tandis
qu'en d'autres occasions il était tout à fait inoffensif. Je suis sûr de ne pas avoir été la seule
victime de semblables caprices et de pareilles
incertitudes. Pendant treize mois, j'ai répété ces
expériences un grand nombre de fois en employant les procédés connus et quelquefois particuliers, et toujours avec des résultats variables.
Une maladie tenace qui me défend tout travail
intellectuel m'a empêché de donner au public
l'histoire de mes longues et minutieuses recherches. Cependant, à charge de fournir des preuves expérimentales et rigoureusement scientifi-

ques, je puis assurer que j'ai rencontré les *micrococcus xanthogenicus* de 1880 et de 1883, dans les substances organiques, telles que bouillons, gélatines, extrait de Liebig, quand ceux–ci ont été abandonnés à l'air libre, sans *contact aucun avec les matières septiques du typhus ictéroïdes*. Après la publication de ma lettre à l'Académie Impériale de Médecine, je crois devoir porter à la connaissance du public la statistique suivante, qui est celle des vaccinés du Morro da Viuva:

Vaccinés	60
Absents	16
Personnes restées exposées à l'influence épidémique	44
De ces 44 ont été atteints de la fièvre jaune.	22
Morts	9

"Cette statistique démontre qu'un cinquante pour cent des vaccinés qui sont restés dans le quartier a été atteint du *typhus ictéroïdes*, et que un 40.9 pour cent des malades a succombé. A l'hôpital de Jurujuba qui, pendant la dernière période de fièvre jaune, reçoit les moribonds et les malades de *vomito* par douzaines, la mortalité est seulement de 21 pour cent; par conséquent, elle a été plus grande chez les individus vaccinés que chez ceux qui ne l'étaient pas dans la proportion de 19.9 pour cent. Ces chiffres prouvent d'une façon évidente que le Dr. Domingo Freire n'est pas capable de prévenir la fièvre jaune."

Telle est l'opinion formulée par le Dr. Araujo Goés sur l'inoculation que pratique le Dr. Freire. Pour ma part, je mettrai de côté les appréciations émises sur les résultats obtenus à l'Hôpital Santa Isabel, parce que bien qu'ils nous fassent voir que quatre personnes inoculées ont été attaquées par la fièvre jaune, cependant le résultat signifie peu de chose sous le rapport de la statistique, vu le petit nombre de cas. Mais il n'en est pas de même pour les données numériques recueillies parmi les personnes inoculées du Morro da Viuva; il y a eu là 60 individus sur lesquels 16 sont partis; restent 44 personnes qui ont été soumises à une observation rigoureuse, et comme vous l'avez vu, 22 d'entre elles ont été atteintes de fièvre jaune et 9 sont mortes. Les résultats ne peuvent être moins favorables, puisque cinquante pour cent ont été attaqués par le *vomito noir* et qu'il est mort quarante-neuf dixièmes pour cent des malades. Si un sort analogue avait frappé dans la même proportion les 450 inoculés du Dr. Freire, il est clair qu'il y aurait eu 225 personnes atteintes du *vomito noir* et qu'il en serait mort 92. Proportion énorme qui, comme le dit le Dr. Araujo Goés, serait supérieure aux résultats constatés chez ceux qui n'ont pas été inoculés, et d'où l'on pourrait conclure que l'inoculation, loin d'être avantageuse, serait au contraire préjudiciable. Je jugerai les choses avec plus de bienveillance, et je supposerai que ceux qui vivaient dans le Morro da Viuva se trouvaient déjà placés dans des conditions hygiéniques peu avantageuses auxquelles a été due l'augmentation de la mortalité. Mais si grande que soit la bonne volonté avec laquelle on veuille juger ces résultats, il est toujours certain que le Dr. Freire a retiré peu d'avantages de ses inoculations.

Je vous le répéterai, ces résultats n'ont point appelé mon attention, puisque selon moi, le Dr. Freire a tout inoculé, moins le microbe de la fièvre jaune, car je suis bien convaincu que ce microbe ne se reproduit pas dans les liquides.

Sur les 250 inoculations que j'ai pratiquées par mon procédé, aucune n'a eu de résultats funestes; un certain nombre de personnes ont ressenti un léger mouvement fébrile, qui n'a été suivi d'aucun accident sérieux et qui n'a duré qu'un jour. Beaucoup d'entre ces personnes ont traversé l'épidémie de 1884, soit à la Havane, soit à Veracruz, à Mazatlan, à Colima, dans la Basse–Californie, etc., etc.; aucune d'elles n'a été attaquée du *vomito noir* bien caractérisé. Je ne connais ni le nombre, ni le résultat des inoculations officielles faites à Colima; mais les journaux disent que les résultats ont été satisfaisants.

J'ai de plus la certitude que le microbe de la fièvre jaune se généralise dans l'économie des inoculés et qu'au bout de vingt-quatre heures, on le rencontre, non seulement dans l'urine, mais encore dans la masse du sang. Chaque fois que j'ai étudié au microscope le sang de mes inoculés, j'ai toujours rencontré vingt-quatre heures après l'inoculation, une grande quantité de zoospores qui nageaient entre les globules, comme cela se voit chez les malades de la fièvre jaune.

Avant de terminer, je veux rappeler à ceux d'entre vous qui vont sur la côte la nécessité d'examiner les résidus de l'urine et de s'assurer qu'il ne s'y est pas développé la *mucédinée* dont les spores pourraient déterminer la maladie qu'il s'agit de prévenir. Il est vrai que d'après ce que j'ai vu, ces spores se flétrissent dans l'eau distillée et doivent pour cette raison être inutiles à la reproduction, mais, comme sur ce point, mes expériences ne sont pas bien certaines, je dois vous recommander beaucoup de prudence jusqu'à ce que les faits soient bien confirmés.

Messieurs, j'ai terminé l'exposition sommaire de mes études relatives à l'étiologie et à la prophylaxie de la fièvre jaune. Maintenant que vous connaissez mes travaux, c'est à vous de continuer l'observation de ce que je vous ai dit et l'explication de beaucoup d'autres faits qui restent encore à confirmer. Je vous promets, si la Providence continue à m'aider, de ne pas m'arrêter dans mes recherches, et peut-être, plus tard, pourrai-je ajouter quelque chose de nouveau à ce que j'ai dit jusqu'ici.

APPENDICE.

Etant déjà sous presse mes leçons sur l'étiologie et la prophylaxie de la Fièvre Jaune, ainsi que la préface écrite pour elles par mon ami Mr. le Dr. Edouard Liceaga, professeur de Médecine Opératoire de cette Faculté, et Président du Conseil Supérieur de Salubrité, j'eus l'occasion d'étudier sur une plus grande échelle les effets de l'injection préservatrice; tant, parce que le nombre des personnes qui demandaient à être inoculées augmentait de jour en jour; comme à cause de l'invitation que le Général Ignacio Revueltas, Sous–Sécrétaire du Ministère de la Guerre et de la Marine, m'a faite, afin d'inoculer la garnison de Veracruz.

Cette occasion de pouvoir étudier en détail les effets de l'inoculation préservatrice, m'a décidé à ajourner la publication de mes leçons,

jusqu'à ce que j'ai pu rendre compte des résultats obtenus sur la garnison de Veracruz.

Je dois faire remarquer, que les inoculations
préservatrices ont été faites, dans les derniers
jours du mois de Mai 1885, précisément dans
les moments de la période croissante de l'épidémie de la fièvre jaune.

La méthode employée a été la même que j'ai
indiquée dans mes leçons. *Je prenais l'urine des
malades de la fièvre jaune, et sans autre préparation, je l'abandonnais à l'évaporation spontanée.
Lorsque le résidu était entiérement sec, j'en prenais un centigramme, et le dissolvais dans un gramme d'eau distillée, et au moyen d'une seringue de
Pravaz, j'introduisais ce liquide dans le tissu cellulaire de la face postérieure du bras ganche.*

Jusqu' aujourd'hui, 6 Novembre, j'ai fait
1,358 inoculations, sans comprendre celles qui
ont été faites à Colima, Sinaloa, Sonora et Oaxaca. Je crois utile de faire remarquer qu'il n'y
a eu dans aucun cas d'accidents sérieux à la
suite des inoculations, nonobstant que le résidu
de l'urine est formé exclusivement de milliards
de zoospores rejetés par les malades. En outre,
*j'insiste sur ce fait, que jamais je n'ai eu recours
à aucune méthode d'atténuation. Le nombre des
inoculés étant déjà assez considérable, je me crois
autorisé à dire que les zoospores pénètrent, sans
aucun danger, dans l'économie animale; par con-*

séquent il est complétement inutile de chercher à atténuer le virus.

Je dois cependant faire observer que pour que l'inoculation soit inoffensive, il est absolument nécessaire *de faire évaporer les urines complètement, jusqu'à la siccité parfaite, et faire les inoculations dans les endroits qui ne sont pas visités par la fièvre jaune; ou si l'on est obligé de les faire dans les lieux infectés, on doit alors les pratiquer dans les époques de l'année où cette maladie ne se soit pas encore déclarée.*

J'avais déjà indiqué dans mes leçons, la possibilité de déterminer la fièvre jaune dans les cas où les inoculations se feraient dans les lieux infectés et dans les moments où l'épidémie se développe. Cette doctrine que jusqu'à ce moment là n'était qu'hypothétique, a été malheureusement confirmée. Au mois de Mai de cette année-ci, quand l'épidémie du Vomito commençait à se développer à la Veracruz, six prisonniers ont été inoculés, et dans deux d'entre eux, les symptômes locaux de l'inoculation, furent suivis immédiatement de ceux de la fièvre jaune grave, et tous les deux succombèrent dans la même journée, quelques jours après.

Ces funestes résultats, ne s'ayant présentés dans les 1,358 inoculations faites dans des endroits où la fièvre jaune n'a jamais existée, nous fait voir la vérité des doctrines établies dans mes leçons. Il faut ne pas oublier, que dans les localités où règne la fièvre jaune, et dans les temps d'épidémie, il se développe une mucédinée; soit dans les résidus des urines, soit dans le sang extrait des malades de la fièvre jaune. Il faut en outre se rappeler, que l'observation a fait voir, que cette mucédinée ne se développe ni toutes les années, ni dans toutes les époques de l'année; mais que son développement coïncide avec l'apparition des épidémies de la fièvre jaune. *Tant que cette mucédinée ne se développe pas, il n'existe pas la fièvre jaune; et sitôt que la fièvre jaune paraît, la même mucédinée se développe, autant dans les sédiments des urines, que dans le sang des malades.*

En parlant des sédiments urinaires, on pourrait croire que le germe de la mucédinée vient de l'air atmosphérique; mais on ne pourrait pas en dire autant de celle qui se développe dans une goutte de sang. Pour en faire la préparation, on prend toutes les précautions convenables; les verres porte–objets et couvre–objets, son lavés à l'alcool; on lave avec soin le doigt du patient, ainsi que l'instrument avec lequel on va faire la ponction; la goutte de sang est rapidement posée sur le verre porte–objet, et l'on place immédiatement le couvre–objet. La préparation ainsi faite, on l'abandonne pendant quelques jours; et si l'expérience se fait en pleine épidémie, on peut voir comment se développent peu à peu les mycéliums dans la même goutte de sang, et au bout de quelque temps apparaîtra la fructification. Ces préparations peuvent se conserver fort longtemps, et être transportées à de grandes distances.

De cette façon, j'ai pu examiner à Mexico, plusieurs préparations, qui m'ont été envoyées de Culiacan, par Mr. le Dr. Ponce de Leon. *La photographie n.º 6 est tirée de l'une de ces préparations. Je crois utile de faire remarquer, que ce cryptogame commença à se développer à la fin de l'une des épidémies qui régnèrent à Culiacan; mais les conditions telluriques atmosphériques, qui président au développement de la fièvre jaune ayant disparu, la plante cessa de se développer, et la croissance des mycéliums fut suspendu pendant l'hiver; elle demeura stationnaire, et au commencement des chaleurs de l'année suivante elle reprit son activité; les mycéliums se développèrent davantage, et à la fin apparurent les spores, tels qu'on les voit dans la photographie.*

L'identité parfaite qui existe entre ce cryptogame, et celui qui se développe dans les urines, ainsi qu'on peut le voir dans les figures 2 et 3 de la planche n.º 2, et la circonstance de ce que son développement coïncide avec les épidémies de la fièvre jaune, nous démontrent la vérité des doctrines que j'ai consignées dans mes leçons, et il est presque sûr que les accidents, malheureux arrivés à Veracruz, ont été causés par le développement de cette mucédinée, dans les sédiments d'urine qui servirent aux inoculations.

Mais, comme ce cryptogame ne peut se développer dans les endroits où le vomito noir ne sévit pas, il est évident que les inoculations doivent être inoffensives dans ces localités, comme le démontrent les 1,358 qu'ont été faites dans ces conditions.

Après avoir démontré la parfaite innocuité des inoculations préventives, faites d'après les règles que je recommande; et après avoir fait connaître les dangers de les faire dans les localités infectées par le vomito, surtout dans les moments où règne l'épidémie, passons à étudier les résultats obtenus, et à faire connaître le degré de confiance qu'on peut en avoir, les considérant comme un moyen prophylactique du vomito noir.

Les 208 premières inoculations que j'ai pratiquées, furent faites avec les zoospores d'une urine que je conservais depuis l'année 1881. Ce résidu, qui soit dit en passant, est très-avide de l'humidité atmosphérique, s'était liquéfié plusieurs fois, et redevenu sec autant d'autres. Les zoospores qui y existaient étaient douées de mouvements très-libres, et, quand on en mettait dans une goutte d'eau, une petite quantité ils se mêlaient intimement avec le liquide, et un petit nombre seulement restait en conglomérats.

Ce résidu me servit pour inoculer toutes les personnes, chez lesquelles j'ai pratiqué cette opération jusqu'au 3 Janvier 1885.

Eh! bien, aucun de ces individus n'a été attaqué par la fièvre jaune, malgré que tous aient été exposés pendant plus ou moins de temps à l'action du principe morbigène, et que beaucoup d'entre eux aient passé déjà plusieurs épidémies de vomito, les uns à la Havane, d'autres à Veracruz, Mazatlan, Colima, dans la Basse-Californie, etc. Monsieur Joaquin del Villar, et un ingénieur civil, éprouvèrent à Mazatlan des symptômes tellement bénins, qu'ils sont à peine dignes d'attirer l'attention. Monsieur del Villar, qui après vingt-quatre heures de malaise, eut une légère teinte jaunâtre, n'abandonna les travaux de son emploi que pour un jour seulement.

Je veux parler de quelques faits particuliers, parce qu'ils peuvent servir à faire connaître les avantages du moyen prophylactique. Plus de cent personnes furent envoyées par le Gouvernement Mexicain, à l'Exposition Universelle de la Nouvelle Orléans, lesquelles furent inoculées avec les résidus de l'urine dont je parle, et malgré qu'elles soient restées dans cette ville, après l'apparition de la fièvre jaune, aucune d'elles n'en a été attaquée.

Dans les journées du sept, huit et neuf Novembre de l'année 1884, j'ai inoculé trente huit personnes d'une troupe d'opéra bouffe, qui se dirigeaient à Veracruz et á la Havane, pour y donner des représentations théâtrales. Le vomito régnait dans ces deux villes, et quoique malgré leur propre aveu, ces artistes se soient livrés à toute espèce de désordres, aucun d'entre-eux n'a été attaqué par la fièvre jaune.

Au commencement de l'année 1884 dix personnes de Mexico partirent pour Mazatlan, afin de s'y établir; quatre d'entre elles se firent inoculer, et aucune d'elles n'a été atteinte par la fièvre jaune; les six autres qui ne prirent pas la même précaution, le furent snccessivement, et toutes succombèrent,

Depuis le quatre Jauvier, jusqu'au milieu de Juin de cette année-ci, j'ai inoculé 532 personnes, et ces inoculations furent faites avec des résidus d'urine qui venaient d'être dessechés, sans avoir subi les alternatives d'humidité et de siccité, qu'avait souffert le résidu qui me servit pour les premières. J'insiste sur ce détail, pour des raisons que j'expliquerai plus tard.

Parmi ces 532 inoculés se trouvent compris 362 soldats de ceux qui composent la garnison de Veracruz, et dix-huit de plus que j'ai inoculés à Mexico le dix Mai, ce qui forme un total de 380, lesquels n'étant pas nés dans ces localités là, ou n'ayant jamais eu la fièvre jaune, étaient exposés à la contagion de l'épidémie qui commençait à se développer.

Ce groupe formé par les 380 soldats de la garnison de Veracruz, est le plus important pour notre étude: 1º pour avoir été inoculés quand l'épidémie de Veracruz commençait à se développer, et parce qu'ils étaient obligés de la passer dans le dit port; 2º parce que leur nombre était assez considérable, et de plus ils vivaient dans les mêmes conditions higiéniques; et comme ils puovaient être surveillés à tout moment, les résultats devaient être nécessairement plus certains; et 3º parce qu'on pouvait établir une comparaison entre ce groupe d'inoculés, et les forçats qui ne le furent pas.

On doit se rappeler que les épidémies de la fièvre jaune à Veracruz, lorqu'elles atteignent un certain degré d'intensité, comme celle que nous venons de passer, font beaucoup de ravages parmi les militaires, et il n'est pas rare de voir, dans de pareilles circonstances, que la moitié ou les deux tiers de la garnison en soient attaqués. Il y a eu même des cas, dans les années où l'épidémie a été très-forte, que tout un Bataillon, a été atteint, dans sa totalité.

Je dois aussi faire savoir, qu'en fait de chiffres, tous les renseignements que je vais donner, sont ceux qui ont été reçus *officiellement par le Ministère de la Guerre, et que ces renseignements ont été recueillis à Veracruz, par des médecins qui ne se sont pas montrés, tant s'en faut, partisans de la doctrine des inoculations.* En outre, je n'ai jamais discuté le diagnostic, et ayant confiance dans la loyauté et bonne foi de mes confrères, j'ai accepté sans hésitation tous les cas de fièvre jaune, qui ont été jugés comme tels.

Je citerai nominalement les personnes attaquées, parce que je veux que tout le monde soit convaincu que je ne cache aucun malheur, étant persuadé comme je le suis, que tromper les autres, c'est vouloir se tromper soi-même, et qu'en matière d'observation, la supercherie ne peut durer longtemps.

Le Tableau núm. 1 fait voir quel était l'état sanitaire de la Veracruz (sous le rapport de la fièvre jaune) avant de faire les inoculations:

TABLEAU NUM. 1.

	Janvier.		Février.		Mars.		Avril.		Mai.	
	Entrés.	Décédés.	Entrés.	Décédés.	Entrés.	Décédés.	Entrés.	Décédés.	Entrés.	Décédés.
Hôpital militar.....................	12	4	4	3	6	5	4	4	31	15
Id. Civil, S. Sebastian............	0	0	0	0	0	0	0	0	6	1
Id. Civil, Loreto....................	1	1	0	0	0	0	2	2	2	0
Total...............	13	5	4	3	6	5	6	6	39	16

On voit par ce Tableau: 1º que dans les cinq premiers mois de cette année-ci, les cas de fièvre jaune ne manquèrent pas; 2º que l'Hôpital Militaire était celui qui donnait, un plus grand contingent, puisque dans tous les mois il y a eu des entrées; qu'après le mois de Janvier, l'épidémie resta presque stationnaire jusqu'au mois de Mai, dans lequel le nombre des entrées s'éleva brusquement; 3º que dans les Hôpitaux Civils, il y eut à peine d'entrées les quatre premiers mois, mais qu'au mois de Mai, il y en eut dans les deux.

Le mois de Mai, pendant lequel l'épidémie commença à augmenter, fut le moment choisi pour faire les inoculations à Orizaba. Il faut remarquer, que la troupe commença à monter à partir du 19 du même mois, par petits groupes, s'éloignant de cette façon du foyer de l'infection. Les inoculations terminèrent le 31 Mai, excepté un groupe d'artilleurs qui fut inoculé le 6 Juin, et un autre le 12 du même mois.

Quelque petit que soit le nombre de jours pendant lesquels chaque groupe s'est trouvé séparé du foyer d'infection, il est évident que le nombre d'attaqués au mois de Mai, fut toujours moindre qu'il n'eût été si leur séjour à Veracruz eût été permanent; considérant surtout que les inoculations durèrent 12 jours, ce qui équivaut à peu près à la moitié du mois. J'insiste sur cette circonstance, parce que nous allons établir la comparaison, entre le nombre des attaqués qu'il y eut pendant le mois de Mai parmi les soldats de la garnison, et les forçats non acclimatés.

Des 31 entrées qu'il y eut au mois de Mai à l'Hôpital Militaire, 16 ont été des forçats, et 15 militaires; mais deux autres de ces derniers furent attaqués à Orizaba, ayant porté le germe de Veracruz. De façon qu'il y eut au mois de Mai 17 soldats attaqués et 16 forçats. Il est presque certain, que si la troupe ne s'était pas éloignée de Veracruz, il y aurait eu un plus grand nombre de malades. Fin Mai, il restait 173 forçats non acclimatés et non inoculés, que nous allons comparer avec 380 soldats, non acclimatés, mais déjà inoculés. La proportion est donc de 2.2 des seconds pour 1 des premiers.

L'épidémie fut peu intense dans les quatre premiers mois de l'année, mais déjà au mois de Mai il y eut huit entrées dans les Hôpitaux Civils, et comme nous verrons plus loin, l'épidémie devint beaucoup plus intense dans les mois suivants.

Le tableau N? 2 fait voir le nombre d'attaqués et de morts, pendant toute l'épidémie, expliquant avec soin le nombre des inoculés.

TABLEAU NUM. 2.

| | HOPITAL MILITAIRE. | | | | S. Sébastien. | | Loreto. | | Ville |
| | FORÇATS. | | INOCULÉS. | | | | | | |
	Entrés.	Décédés.	Entrés.	Décédés.	Entrés.	Décédés.	Entrés.	Décédés.	Décédés.
Juin...................	18	8	5	3	13	6	8	3	6
Juillet..................	18	13	11	6	58	36	16	6	20
Août...................	19		10	8	41	29	9	6	30
Septembre...............	9		0	0		10		5	10
Octobre.................	8		0	0					

En étudiant ce tableau on voit immédiatement, que des 173 forçats non inoculés, furent attaqués 72, pendant les 5 mois dans lesquels l'épidémie a été plus intense; c'est-à-dire un peu moins de 42 pour cent; tandis que des 380 soldats inoculés, il n'eut que 26, ou un peu moins de 7 pour cent. On voit, le plus, que dans les mois de Septembre et Octobre, il n'y eut de malades dans ce dernier groupe, quoiqne l'épidémie continua avec assez de force.

A la fin du mois de Juillet arrivèrent â Veracruz 174 soldats, non inoculés, provenant de Tabasco en grande partie, lesquels furent immédiatement influencés d'une façon intense; de sorte qu'au mois d'Août 17 de ces soldats furent attaqués par la fièvre jaune; et en additionnant ces 17 avec les 19 forçats, et les dix inoculés, cela fait 46 attaqués: total des entrées à l'Hôpital Militaire. Au mois de Septembre il y eut 21 attaqués parmi les soldats nouvellement arrivés, lesquels ajoutés aux 9 forçats, qui sont notés dans le tableau nº 2, font un total de 30 entrées, qui furent celles qu'il y eut à l'Hôpital Militaire, dans le dit mois de Septempre. En Octobre, il y eut 8 forçats atteints, et 18 soldats des nouveaux venus, ce qui fait un total de vingt-six entrées, *En Septembre et en Octobre, il n'y eut aucun inoculé attaqué par le vomito noir.*

Il ne m'a pas été possible de dilucider, quel fut le nombre des forçats morts au mois d'Août, de Septembre et d'Octobre; parce que dans les documents reçus on parle de la totalité des forçats et des soldats non inoculés morts dans les différents mois; mais sans particulariser le nombre respectif de chacun d'eux. Au mois d'Août, il eut 12 morts entre prisonniers et soldats non inoculés lesquels unis aux 8 inoculés morts qui figurent dans le Tableau, font un total de 20 morts pour le mois d'Août. Au mois de Septembre 23 personnes moururent, entre forçats et soldats non inoculés; mais j'ignore quel fut le nombre des premiers, et celui des seconds. En Octobre il eut 13 décès, contre 26 entrées.

De tous ces renseignements il resulte: 1º que des 380 inoculés il y eut 26 attaqués et 17 morts, dans les mois de Juin, Juillet et Août; 2º qu'en Septembre et Octobre il n'y eut aucun inoculé attaqué par le *vómito*, malgré que l'épidémie frappait bon nombre de victimes parmi les non–inoculés.

Si nous comparons ces résultats, avec ceux qu'il y a eu chez les 173 forçats non–inoculés, nous verrons qu'ayant eu parmi eux 72 attaqués, il est facile d'établir une proportion, disant: si 173 donnèrent 72 malades, combien donneraient 380. Le nombre des attaqués devrait avoir été de 158; il n'y a eu que 26; il s'ensuit que l'inoculation a évité 132 cas de fièvre jaune, d'une gravité telle, qu'à peu près le 50 pour cent des malades en mourait.

Considérons les choses d'une autre façon, et comparons les résultats obtenus parmi les soldats inoculés, avec l'intensité de l'épidémie parmi la population civile, au milieu de laquelle demeure la troupe; et déduisons de cette comparaison, quels sont les avantages de notre méthode prophylactique.

Nous connaissons déjà le nombre des attaqués et des morts, qu'il y a eu au mois de Mai, avant l'inoculation; tant dans les Hôpitaux Civils, que dans le Militaire. Si nous prenons come unité, le nombre des attaqués et des morts dans ce mois, nous pourrons facilemente établir le rapport entre les résultats qu'il y a eu, au mois de Mai, et ceux qu'il y a eu dans les mois suivants, et de cette façon déduire le nombre de soldats qui auraient dû être attaqués.

Eh! bien, dans le mois de Mai, pendant lequel les soldats s'éloignèrent quelques jours de la ville, il y eut parmi eux 17 malades de *vómito*, et 8 morts; tandis que dans le même mois il y eut dans les Hôpitaux Civils 8 entrées et 3 décès.

Les soldats qui pendant tout le mois de Mai, donnèrent un contingent de 17 attaqués furent les 380 qui à la fin du mois furent inoculés, plus les 17 qui furent atteints dans le même mois, c'est–à–dire 397 hommes. De sorte que la proportion de 17 malades pour 397 individus, susceptibles d'être attaqués par le *vomito*, sera celle qui nous représentera l'intensité de l'épidémie, pour la troupe, au mois de Mai.

Nous savons d'un autre côté, que dans le même mois 8 personnes entrèrent dans les Hôpitaux Civils, malades de la fièvre jaune, et que trois d'entre elles moururent.

Voyons maintenant ce qui s'est passé dans les Hôpitaux Civils pendant les mois suivants, et déduisons de ceci, ce qui aurait dû arriver parmi les soldats, s'ils n'avaient pas été inoculés.

Au mois de Juin, 21 attaqués de la fièvre jaune entrèrent aux Hôpitaux S. Sébastien et Loreto, et neuf d'entre eux moururent; il résulte de ceci, que la proportion entre le nombre des attaqués en Juin, comparée avec celle des attaqués en Mai, est comme 2, 6 à 1; et que la mortalité a été de 43 pour cent. Or, les soldats qui au commencement de ce mois, étaient aptes à recevoir le poison de la fièvre jaune, étaient au nombre de 380 lesquels venaient d'être inoculés, et qui auraient dû donner un contingent de 16 attaqués, si l'intensité de l'épidémie eût continué comme au mois de Mai. Mais comme au mois de Juin, selon ce que nous venons de voir, la maladie augmenta parmi la population, dans la proportion de 2, 6 à 1, il en résulte, qu'il y aurait dû avoir 42 soldats atteints si ceux-ci n'avaient pas été inoculés. Et comme dans ce mois-ci, la mortalité fut de 43 pour cent, il est évident, qu'il y aurait dû avoir 18 morts sur 42 attaqués.

Au mois de Juillet, il devait rester 338 soldats susceptibles d'être attaqués par la fièvre jaune, et ces 338 hommes, auraient fourni 14 malades, si l'intensité épidémique eût continué comme au mois de Mai; mais comme au mois de Juillet, il y eut dans les Hôpitaux Civils, 74 attaqués et 42 morts, il en résulte que la proportion des attaqués dans ce mois, comparée à celle du mois de Mai, fut comme 9, 25 à 1, et la mortalité fut de 56.75 pour cent. Faisant les calculs nécessaires, il résulte qu'au mois de Juillet, il y aurait dû avoir 129 attaqués et 76 morts parmi les inoculés.

Pour le mois d'Août nous aurions les données suivantes: 1º, il serait resté 209 soldats susceptibles d'être atteints par la fièvre jaune, et si l'intensité de l'épidémie eût été celle du mois de Mai, il aurait dû y avoir 9 soldats attaqués; mais comme pendant le mois d'Août, il y eut 50 attaqués dans les Hôpitaux Civils et 35 morts, il en resulte que l'intensité de l'épidémie dans ce moi–ci, comparée à celle du mois de Mai, est dans la proportion de 6.25 à 1, et la mortalité de 70 pour cent. Les proportions faites, il résulte que les 209 soldats susceptibles d'être atteints, auraient donné 56 malades, et 39 morts.

De la même façon, nous pourrions continuer à calculer le nombre de soldats qui auraient dû être attaqués, aux mois de Septembre et d'Octobre; mais comme il m'a été impossible de savoir le nombre des entrées dans ces derniers mois aux Hôpitaux Civils, je n'ai pas les données nécessaires pour continuer mes calculs. Heureusement, je n'ai besoin de rien de plus pour atteindre mon but, et je veux mettre de côté le nombre d'attaqués, qu'il a dû y avoir dans ces deux derniers mois. Il suffit de savoir, que le total de ceux qui durent être attaqués aux mois de Juin, Juillet et Août atteint le chiffre de 227, pour faire voir tous les avantages de l'inoculation. Effectivement n'ayant eu que 26 malades, il en résulte que le moyen prophylactique a évité un peu plus de 200 cas de fièvre jaune.

On pourrait m'objecter que mes calculs exposés jusqu'ici, ne sont pas entièrement rigoureux; puisqu'en comparant les soldats attaqués avec les prisonniers, ou avec la population civile, je mets en parallèle, des groupes de personnes placées dans de très-différentes conditions hygiéniques. Cette observation serait juste si les différences obtenues eussent été insignifiantes; mais comme le nombre des malades parmi les inoculés a été si restreint, il n'est pas possible de douter que l'inoculation n'aît eu une grande part dans les résultats avantageux obtenus. D'un autre côté, en comparant les soldats avec les forçats, on pourrait bien croire que les conditions hygiéniques dans lesquelles vivent les seconds, pourraient avoir influé pour augmenter le nombre relatif des atteints; mais en compensation, si nous comparons la garnison avec la population civile, il est clair que les avantages sont en faveur de cette dernière, puisque les conditions hygiéniques dans lesquelles vivent les militaires sont évidemment pires, que celles dont jouit la population civile.

Je veux cependant supposer que mes calculs anteriéurs soient totalement inexacts; il me reste encore de grandes ressources pour démontrer, d'une manière incontestable, l'efficacité de l'inoculation.

Il est évident que l'intensité de l'épidémie commença au mois de Mai, et que celle-ci s'accrut d'une manière évidente dans les mois de Juin, de Juillet, d'Août et de Septembre. Il est aussi indubitable, que le groupe de soldats, que nous étudions, a fourni 17 attaqués au mois de Mai, avant d'être inoculés. On ne pourra pas me nier non-plus, que si les soldats ne s'étaient éloignés de la Veracruz dans le mois de Mai, le nombre des attaqués aurait été supérieur à 17. Par conséquent, personne ne me reprochera d'être exagéré, si je suppose, que sans l'inoculation, il aurait dû y avoir pour le moins, ces mêmes 17 attaqués, dans les mois suivants, pendant lesquels il est évident que l'épidémie augmenta d'intensité. Or, même en supposant des nombres aussi réduits, il résulterait que dans les cinq mois compris entre le mois de Juin et celui d'Octobre, il aurait dû y avoir 85 attaqués, au lieu de 26. Les avantages de l'inoculation sont donc indéniables.

Heureusement pour moi, à la fin de Juillet, la garnison de Veracruz s'augmenta de 174 soldats, venant la plupart de Tabasco et n'étant ni inoculés ni acclimatés. Cette fois-ci les conditions ne pouvaient être plus analogues; deux groupes de soldats, vivant dans des conditions hygiéniques tout à fait identiques; les uns inoculés, les autres ne l'étant pas. Il y avait même la circonstance de ce que ces soldats venaient d'un endroit de la côte et non des lieux élevés; éloignant ainsi l'idée de ce que les personnes nouvellement arrivées aux endroits infectés, sont attaquées de préférence à celles qui les ont déjà habités quelque temps. L'égalité ne pouvait pas être plus parfaite, et par conséquent les avantages obtenus dans le groupe des inoculés, ne peuvent être attribués qu'à l'inoculation.

Eh! bien, parmi les soldats venus de Tabasco il y eut plus du 32 pour cent d'attaqués en *trois mois;* tandis que parmi les 380 inoculés, il y en eut moins du 7 pour cent en *cinq mois.* Si afin d'être plus exacts, nous comparons les 56 attaqués, qui dans les mois d'Août, Septembre et Octobre furent fournis par les 174 non-inoculés, avec les 10 cas, que dans le même temps, il y a eu parmi les 364 inoculés capables, à cette date, d'être influencés par le poison amaril, puisque les 16 restants l'avaient déjà été; nous trouverons, *que tandis que parmi les non-inoculés, il y eut plus de 32 pour cent de malades, parmi les inoculés il n'y en eut qu'un peu moins de 3 pour cent.*

Après un tel fait, il n'y a plus d'objection possible, et l'on constate d'une façon évidente, le pouvoir prophylactique des inoculations préventives.

Avant d'abandonner ce sujet, je vais citer textuellement les noms des attaqués et des morts, pour montrer que je ne supprime aucun cas malheureux. Au mois de Juin furent atteints Rafael Martinez, qui guérit; Antonio Mendez, décédé: Leandro Hernandez, décédé; Isidro Isaac, décédé; Abundio Mendez. guéri; total 3 morts et 2 guéris. Au mois de Juillet. Gumesindo Sanchez, décédé; Feliciano Sanchez, décédé; Antonio Yañez, guéri; Juan Zavala, décédé; Silvestre Balderas, guéri; Ladislao Montes, décédé; Felix Rebolledo, décédé; Juan Rodriguez, décédé; Vidal Elizondo, était encore malade au commencement d'Août; Felix Espinosa et Crescencio Pelcastre, restèrent aussi malades jusqu'au mois suivant; total 6 morts, 2 guéris, 3 malades. Au mois d'Août moururent, Vidal Elizondo et Felix Espinosa; Crescencio Pelcastre, guérit. Furent attaqués pendant le mois d'Août, Socorro Arroyo, décédé; Teodulo Gutierrez, guéri; Dionisio Zarco, décédé; Mateo de Anda, guéri; Manuel Ramirez, décédé; Andres Ramirez, guéri; Guillermo López, décédé; Albino García, guéri; Feliciano Rojas, décédé; Secundino Sollo, décédé. Total général 26 attaqués, 17 morts, et 9 guéris.

Lorsqu'au mois de Juin, j'appris que quelques-uns de mes inoculés étaient attaqués par la fièvre jaune, je me suis demandé si les insuccès ne seraient peut-être pas dus à ce que par la simple évaporation des urines, l'albumine restait dans les résidus, conglomérait les zoospores, et les rendait lourdes et peu mobiles. Dans cet état, il se pouvait bien, que quelques-uns des inoculés n'aient pas reçu la quantité suffisante de microbes pour la saturation parfaite de l'économie. Justement dans ces jours là, je devais inoculer 78 soldats qui partaient pour Acayucan, et je résolus de contrôler les résultats des inoculations faites avec les résidus, tels que je les avais préparés jusqu'alors; et à cet effet, je fis inoculer les 78 soldats, par le Dr.

Mondragon, avec des préparations semblables à celles qu'on avait employées dans les inoculations faites à Orizaba. Quatre jours après, nous avons étudié, au microscope, le sang de quelques-uns de ces soldats; et nous avons constaté, que la quantité des zoospores était d'autant plus grande, que l'individu avait reçu les dernières portions du liquide virulent. Ainsi dans le sang des premiers inoculés à peine si on voyait quelques zoospores; tandis que dans celui des derniers il y en avait en quantité considérable.

Le résultat de cette expérience fait voir, que les 26 insuccès ont été probablement dûs, à ce que tous les soldats inoculés n'ont pas reçu la quantité de zoospores nécessaire pour saturer l'économie; et en conséquence il faut recommander de remuer le liquide virulent dans chaque inoculation, on bien d'enlever l'albumine, au moyen de la chaleur ou de l'alcool, avant d'évaporer les urines.

Sachant que les zoospores ne sont pas altérées, ni par l'alcool, ni par la température de la coagulation de l'albumine, je n'ai pas hésité à soumettre l'urine à la température de 76° centigrades, et après refroidissement je l'ai filtrée et l'ai abandonée à l'évaporation spontanée.

Par ce procédé, on perd sans doute quelques microbes, qui restent retenus dans le précipité albumineux; mais en compensation ceux qu'on obtient jouissent d'une plus grande mobilité, et il en reste peu de conglomérés.

Avec les zoospores obtenues par la nouvelle méthode, je fis réinoculer les 78 soldats qui devaient partir pour Acayucan, et je *recommandai* que les liquides fussent plus chargés de zoospores. De ces 78 soldats, 2 demeurèrent à Mexico, et les 76 restants descendirent à Veracruz au mois de Juillet, pour se rendre à Acayucan. Aux 76 inoculés se joignit Francisco Gonzalez, qui partit sans être inoculé. Ils restèrent à Veracruz six jours, et malgré que dans ce mois l'épidémie fût très-intense et malgré que ces soldats descendissent à la côte pour la première fois, aucun d'entre eux ne fut attaqué par le vomito. L'un d'eux mourut de *péritonite*, d'après ce que m'a écrit le Docteur Palazuelos. A leur arrivée à Acayucan, Francisco Gonzalez, *le seul non-inoculé*, se trouvait malade de vomito, et mourut peu de jours après. Tous les autres se sont conservés en parfaite santé.

J'ai raconté ce fait avec détail, parce qu'il me semble très significatif, que de 77 personnes placées dans les mêmes conditions hygiéniques, et exposées aux mêmes influences morbides, il n'y en ait eu qu'une d'attaquée par le vomito, et que celle-ci ait été précisément celle qui n'était pas inoculée.

Du Bataillon n? 2, on a inoculé environ 500 hommes, et 100 d'entre-eux ont été envoyés à la côte de Sotavento. Aucun d'eux n'a été attaqué, jusqu'à présent, par le vomito noir.

De tout ce que j'ai dit jusqu'ici, on peut déduire, que des inoculations faites jusqu'à présent, on a obtenu de grands avantages. Elles ont diminué d'une manière très-évidente le nombre des attaqués par la fièvre jaune, et par conséquent la mortalité de la garnison. Il faut espérer qu'en améliorant les procédés des inoculations les résultats ne laisseront rien à désirer.

Qu'il me soit permis, avant de finir, de soumettre une nouvelle idée, qui peut-être ne manque pas de fondement.

La plupart des inoculés, éprouvent, peu d'heures après l'inoculation, un mouvement fébrile plus ou moins intense, qui parfois arrive à 39°, et dans quelques cas jusqu'à 40°. Ce mouvement fébrile dure de 24 à 48 heures, et ensuite disparaît complétement. La réaction fébrile, sera-t-elle nécessaire pour la parfaite préservation? Ainsi semble le prouver le fait observé dans les réinoculations. Dans ces cas le mouvement fébrile a fait défaut complètement chez la plupart des réinoculés; tandis que ceux qui ne l'ont pas eu dans la première inoculation, l'essuyèrent dans la seconde.

Si l'expérience vient à démontrer que cette fièvre soit nécessaire pour la préservation complète, il serait imprudent de permettre le séjour dans les côtes, aux personnes qui ne l'ont pas éprouvée; de la même manière qu'il serait imprudent d'abandonner dans un endroit infecté par la petite vérole épidémique, les individus qui ayant été vaccinés, n'auraient cependant ressenti aucun des effets du vaccin?

Il est très-possible, que quoique le système d'inoculation contre la fièvre jaune soit arrivé à son dernier degré de perfection, il y ait encore quelques inoculés qui soient victimes de cette terrible endémie. Nous voyons la même chose tous les jours avec le vaccin et la petite vérole, et il n'est pas juste de demander davantage aux autres systèmes d'inoculation.

J'ai exposé en peu de mots, le résultat avantageux de ce premier essai. Je ne suppose pas, que ce qui a été fait jusqu'ici, soit suffisant pour que la science admette d'une manière définitive la méthode prophylactique que je propose; mais je crois que les résultats sont assez significatifs pour animer les praticiens, et pour qu'une statistique faite sur une plus grande échelle vienne décider la question. Si mes doctrines se réalisent, je me considérerais fort heureux, d'avoir fourni à l'humanité, la manière d'éviter l'un des plus terribles fléaux, qui l'aient jamais affligée.

COLORATION DE LA ZOOSPORE.

Avant de terminer, je veux m'arrêter un instant pour exposer en quelques mots ce que j'ai vu sur la coloration de la zoospore. Cette question est très importante, surtout aujourd'hui qu'elle est le moyen auquel on a généralement recours pour démontrer la présence du microbe dans presque tous les cas de maladies parasitaires.

Depuis longtemps déjà, les histologistes ont employé l'action de certains réactifs pour découvrir des éléments déterminés et la science a fait de grands progrès grâce à ces moyens de recherche. Nous reconnaissons facilement la dégénérescence amyloïdée de certains tissus par la coloration obtenue avec la teinture d'iode. La coloration noire produite par le nitrate d'argent sur certains tissus a démontré la présence de l'épithélium qui tapisse les vésicules pulmonai-

res. La propriété qu'a la graisse de devenir
noire sous l'action de l'acide osmique a servi à
faire connaître l'époque du développement et
les conditions que possède le faisceau pyrami-
dal de la moëlle épinière avec la couronne ra-
yonnante dans le cerveau, etc., etc., mais les
histologistes se sont beaucoup occupé, surtout
dans ces dernièrs temps, de la propriété qu'ont
les sels d'aniline de colorer les *schizomycètes* qui
conservent leur coloration même après avoir été
lavés dans l'alcool ou dans l'acide nitrique di-
lué. C'est ainsi que l'on obtient de très belles
préparations dans lesquelles on peut voir tantôt
les microbes colorés d'une certaine manière au
milieu des tissus incolores, tantôt les microbes
d'une certaine couleur dans les tissus qui ont
une coloration différente.

Les préparations sont admirables et le contraste des couleurs fait apparaître les microbes
sous leurs formes particulières et nettement dé-
tachés du reste des tissus. C'est ainsi que l'on
a étudié les microbes de la tuberculeuse, de la
pneumonie, de la diphtérie, de la fièvre typhoï-
de, de la syphilis, etc., etc.

Au commencement de mes études, j'ai essay-
de colorer la zoospore de la fièvre jaune et jusqu'à présent, je n'ai pu y réussir. La teinture
d'iode ne produit aucun changement sur ces
organismes et si la solution iodée est aqueuse,

les zoospores y conservent tous leurs mouvements ainsi que je l'ai déjà dit. Le nitrate d'argent (solution au 1 p⅗) tue ces microbes et les désorganise sans les colorer convenablement: j'ai étudié avec beaucoup de soin l'action de l'acide osmique par l'aspect graisseux des zoospores développées aux dépens des sels de potasse, mais mes espérances ont été déçues car ces organismes ne sont pas devenus noirs, dans cet acide. Le picrocarminate d'ammoniaque colore les tissus en rouge, mais il ne produit rien sur les zoospores qui conservent leur couleur légèrement jaunâtre. J'ai déjà dit avoir rencontré, dans quelques préparations du foie et dans les rameaux de la veine-porte, de gros conglomérats de zoospores qui conservaient leur coloration propre. Dans quelques coupes du foie et des reins, on remarque clairement que dans les endroits où les microbes sont disséminés en abondance, la coloration du picrocarminate d'ammoniaque est peu remarquable et contraste notablement avec la teinte foncée des tissus où il y a peu de zoospores disséminées.

Je n'ai pas réussi davantage à colorer ces organismes par les anilines, je dois dire que j'ai employé de préférence le violet de méthyl B. J'ai soumis les zoospores à l'action de cette matière colorante, pendant un temps plus ou moins long (de une heure à trente-six heures), et je n'ai jamais pu obtenir la coloration. Les zoospores avaient leurs mouvement libres dans ces solutions et conservaient leur coloration normale. J'ai employé les solutions à froid et à des températures plus ou moins élevées, jusqu'à l'ébullition dans quelques cas, et les résultats ont toujours été négatifs. En quelques cas, lorsque j'employais des solutions concentrées, il me semblait voir que la partie extérieure prenait la teinte de l'aniline, mais cette teinte disparaissait par la dessication et surtout si on soumettait les organismes à l'action de l'alcool.

On peut remarquer encore que lorsque les zoospores restent dans les solutions pendant quelques heures, celles-ci se décolorent visiblement et la teinte violette prend un ton rougeâtre très perceptible. Si l'on examinait alors ces solutions au microscope, on pouvait voir que les zoospores s'y développaient, comme elles le font dans les sels de potasse et que de plus la décoloration de la solution était proportionnée à la quantité de zoospores développées.

Alors, j'ai pensé que peut-être *l'ictéroïdine* que contiennent les zoospores était ce qui décolorait et rougissait la solution du violet de méthyl, et pour éclaircir ce doute, j'ai pris un peu de *l'ictéroïdine* que j'avais obtenue par le procédé dont j'ai parlé dans mes leçons et je l'ai dissoute dans une petite quantité d'eau distillée.

J'ai mis dans cette dissolution de petites quantités de la solution du violet de méthyl et j'ai remarqué que les premières quantités se décoloraient complètement et que la teinte ne se conservait que lorsque la matière colorante était en excès. L'étude comparative faite sur une quantité égale d'eau distillée pure est venue me convaincre du pouvoir décolorant de l'*ictéroïdine*.

Il est donc démontré que les zoospores de la fièvre jaune, qui sont évidemment *chromogènes*, ne peuvent être colorées par les moyens connus jusqu'à ce jour, et c'est probablement à ce détail que M. Babes doit de ne pas les avoir rencontrées en abondance dans les préparations qu'il a faites avec différents organes provenant de morts de la fièvre jaune. Cette observateur, (Voir Cornil et Babes—*Les Bactéries* 1885) a essayé de colorer ses coupes au moyen du violet de méthyl, et il n'a pu y voir que peu de chose, puisque, ainsi que je l'ai démontré, cette aniline ne peut colorer les zoospores.

En présence de ces résultats, je répèterai qu'il est imprudent de vouloir enfermer la science dans des limites étroites. Il y a beaucoup d'observateurs qui prétendent cultiver tous les microbes pathogènes par le système Pasteur et qui refusent d'admettre leur existence si on ne les présente pas colorés comme les *schizomycètes*.

Et voici que le microbe de la fièvre jaune ne peut être cultivé par le système de Pasteur, ni coloré comme les *schizomycètes*. Quiconque veut se convaincre de ces vérités peut le faire en se procurant simplement un peu d'urine d'un malade de fièvre jaune. Après avoir coagulé l'albumine par la chaleur, on filtrera et on abandonnera ensuite l'urine à l'évaporation spontanée. On obtiendra ainsi des milliers de milliers de zoospores avec lesquelles on pourra facilement contrôler ce que j'ai dit jusqu'ici.

L'action de l'*hématoxiline* sur les zoospores et sur l'*ictéroïdine* est très curieuse et digne d'être connue. Si l'on met quelques zoospores dans une solution aqueuse d'*hématoxiline*, on remarque que ces organismes prennent une couleur bleue très obscure dont la teinte contraste notablement avec la couleur rouge de la solution de la matière colorante du bois de Campêche. Si on les examine alors au microscope, on s'aperçoit que le contenu jaunâtre conserve sa couleur normale, mais que la membrane d'enveloppe a pris une teinte obscure qui fait voir plus nettement la zoospore et permet d'en mieux étudier les détails.

Je fais les préparations de la manière suivante: je mets quelques zoospores dans l'eau distillée et je les y abandonne pendant une ou

deux heures afin de permettre aux conglomérats d'aller au fond du liquide.

Alors, avec une baguette de verre, je prends
une goutte des couches supérieures, je l'étends
sur un verre couvre-objets et je l'y laisse jusqu'à complète dessication. Je la passe ensuite
légèrement au-dessus de la flamme d'une lampe à esprit-de-vin et je la plonge pendant une
demi-heure dans une solution aqueuse d'*hématoxiline*. Je la lave à l'eau distillée et je la
monte à sec. Les microbes se décolorent et se
perdent complètement dans le baume du Canada et dans la glycérine.

Si l'on dissout un peu d'*ictéroïdine* dans de
l'eau distillée et si l'on traite ce liquide par une
solution aqueuse d'*hématoxiline*, on remarque
que la couleur rouge de l'*hématoxiline* disparaît
immédiatement et qu'il se forme un précipité
bleu-obscur caractéristique. Si l'on prend ce
précipité avec les doigts, ceux-ci se teignent
d'une couleur obscure semblable à celle de l'en-
cre, et la tache s'enlève difficilement.

Ces résultats m'ont fait concevoir l'espérance
d'obtenir un réactif facile pour reconnaître une
urine provenant d'un malade de fièvre jaune.
Cependant, l'expérience m'a fait voir qu'en traitant simplement l'urine par l'*hématoxiline*, on
n'obtient pas la coloration bleue. Si l'urine est
acide, la solution aqueuse se décolore; si elle

est alcaline, la teinte rougeâtre augmente en proportion de la quantité d'alcali développée dans le liquide excrémentiel. En neutralisant l'urine avec soin, on remarque que le liquide colorant ne change pas de couleur, mais qu'il s'étend simplement dans l'urine.

Il est donc nécessaire de séparer l'*ictéroïdine* ou d'évaporer l'urine jusqu'à complète dessication pour pouvoir obtenir la réaction caractéristique soit avec l'*ictéroïdine*, soit avec les zoospores. De toutes manières, cette réaction vient démontrer la vérité de ce que nous avions déjà dit auparavant: que la matière qui colore en jaune les malades de *vomito* vient des zoospores qui se généralisent dans l'économie.

Le précipité bleu–obscur qui s'obtient en traitant l'*ictéroïdine* par l'*hématoxiline* ne se modifie pas avec les alcalis et cette couleur ne change ni par l'action de la potasse, ni par celle de la soude ou de l'ammoniaque. Ce résultat fait supposer que les alcalis ne séparent pas l'*hématoxiline* de sa combinaison, parceque dans ce cas apparaîtrait la teinte rouge qui, sous l'influence des alcalis, prend la matière colorante du bois de Campêche.

En traitant ce précipité par l'acide acétique ou par l'acide nitrique, on remarque dans les deux cas que la teinte bleue s'affaiblit jusqu'à disparaître complètement. Si ensuite on ajoute une plus grande quantité d'acide, il apparaît alors une nouvelle coloration qui est jaune d'or, si l'on a employé l'acide acétique, et pourpre foncé, si l'on a fait usage de l'acide nitrique.

Il semble donc que ces acides mettent l'*hématoxiline* en liberté, et qu'une fois libre, ils la colorent comme ils le font lorsque la solution aqueuse est traitée par l'un d'eux.

La coloration obscure reparaît quand on neutralise les acides par la potasse, la soude ou l'ammoniaque.

Si on traite une urine, venant d'un malade de fièvre jaune, avec de l'alcool à 80° et on ajoute ensuite une solution aqueuse d'*hématoxiline*, on observe immédiatement un précipité blanchatre qui devient foncé à fur et à mesure que le temps s'écoule, et qui au bout de 48 heures a déjà la couleur bleu obscure caractéristique de l'action de l'*hématoxiline* sur l'ictéroïdine. Voici un réactif qui peut servir pour le diagnostique de la fièvre jaune.

Cette étude peut être encore très féconde en résultats importants et je me propose de m'y attacher très sérieusement.

PHOTOGRAPHIE N° 1.

Fièvre jaune.

Coupe du foie.—500 Diamètres.—Coloration par le picrocarminate d'ammoniaque.

C. z.—Conglomérat des zoospores dans un rameau de la veine porte.—Couleur jaune.

P. v.—Parois du vaisseau.—Couleur rouge.

Z.—Zoospores libres.

P. h.—Parenchyme hépatique.—Couleur rouge.

Phot. N? 1.

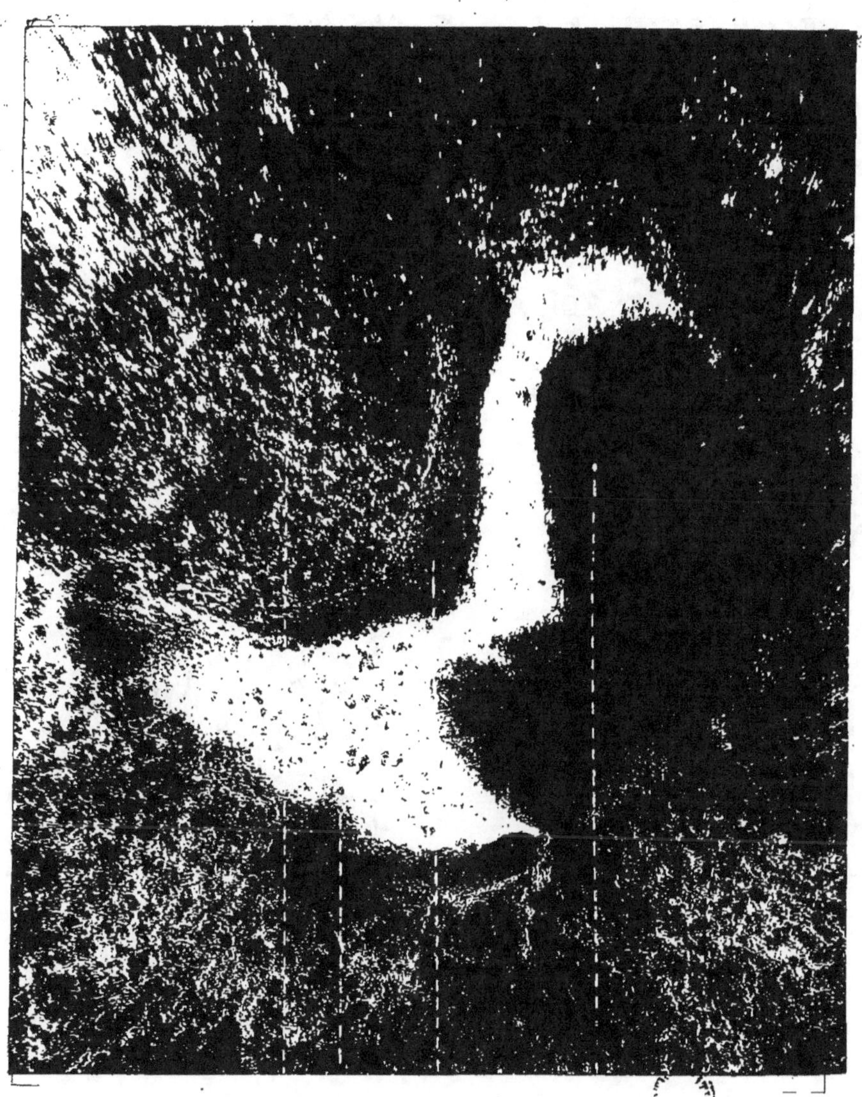

Phot. Nº 2.

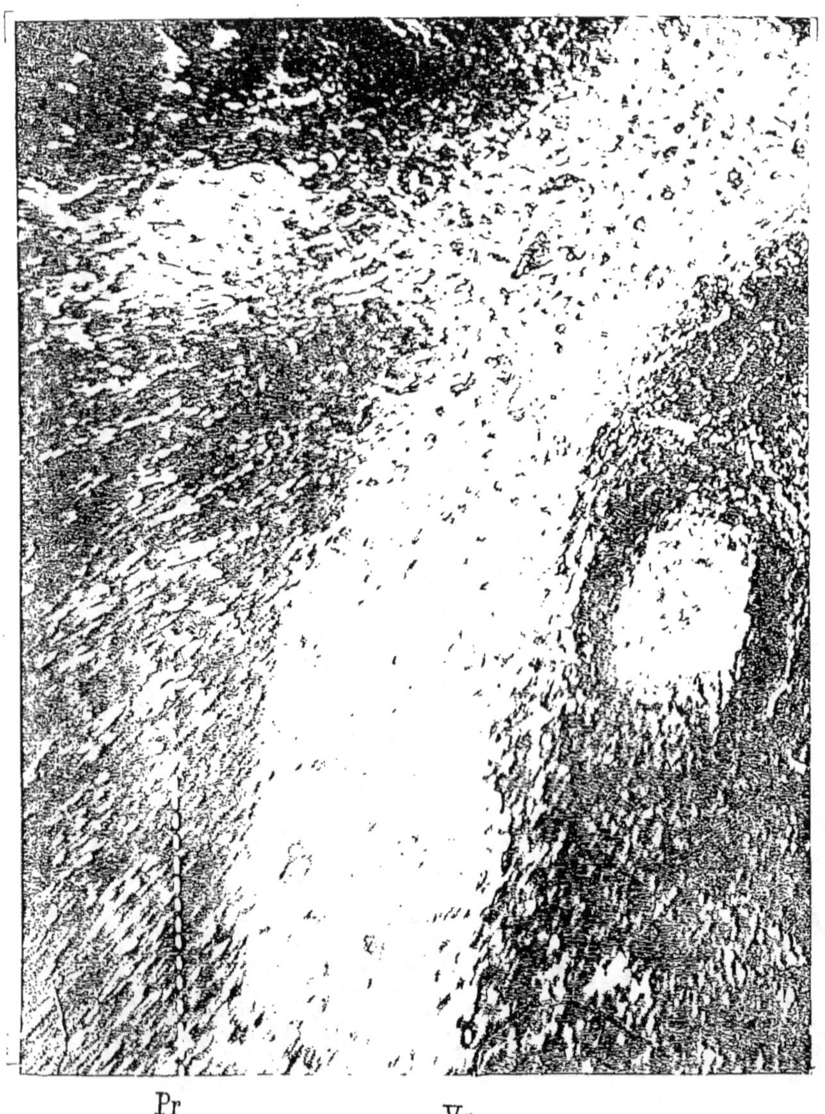

Fièvre jaune.

La même préparation de la photographie n.º 1.—1,000 Diamètres.

Les lettres ont la même signification que dans la photographie n.º 1.

Phot. Nº 3.

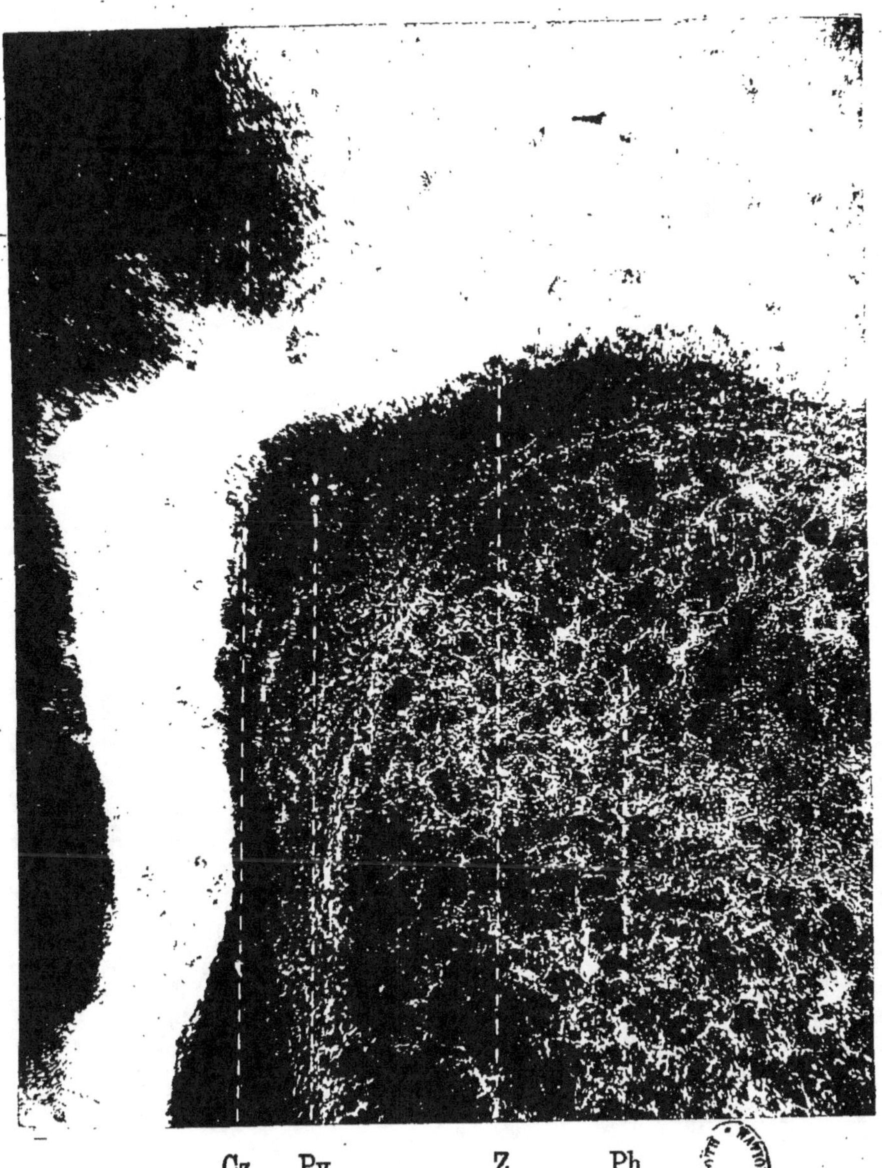

Phot. N? 4.

PHOTOGRAPHIE N.º 4.

Fièvre jaune.

1,000 Diamètres.

Zoospores mobiles.

PHOTOGRAPHIE N? 5.

Fièvre jaune.

500 Diamètres.

Spores.—Couleur jaune.

Phot. N? 5.

Phot. N.º 6.

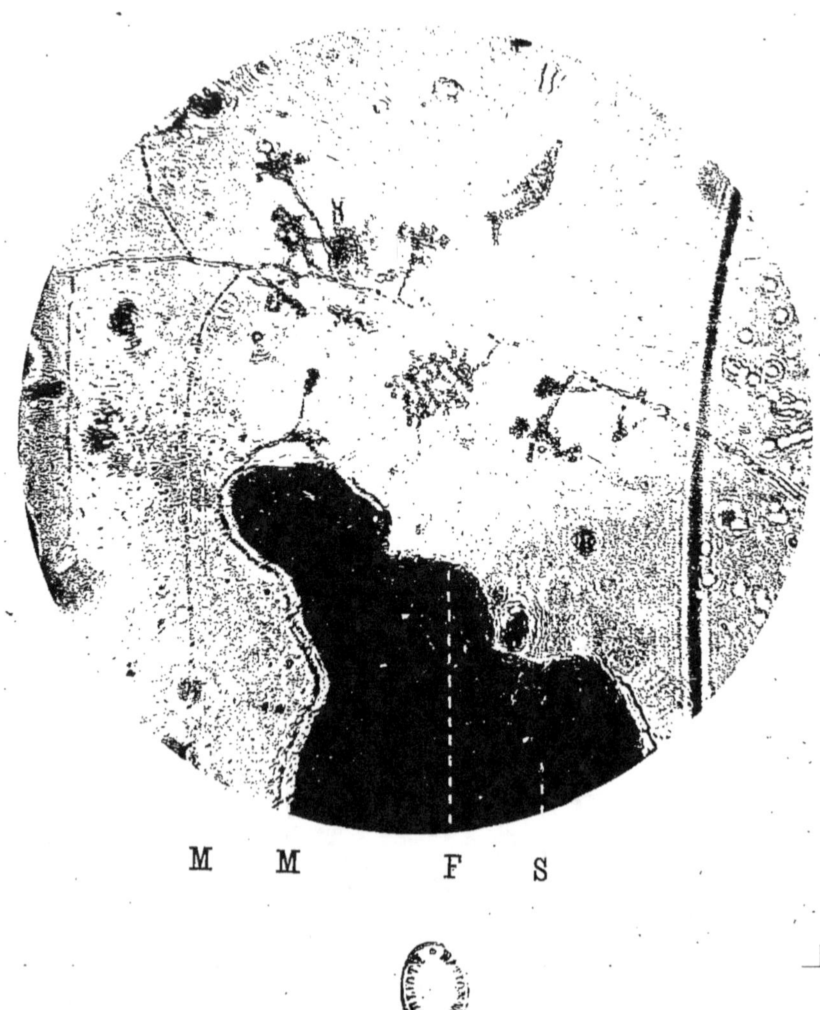

PHOTOGRAPHIE N.° 6.

Fièvre jaune.

Mucédinée qui se développe dans le sang des malades
de fièvre jaune.—500 Diamètres.

S.—Sang.
M. M.—Mycélium.
F.—Fructification.

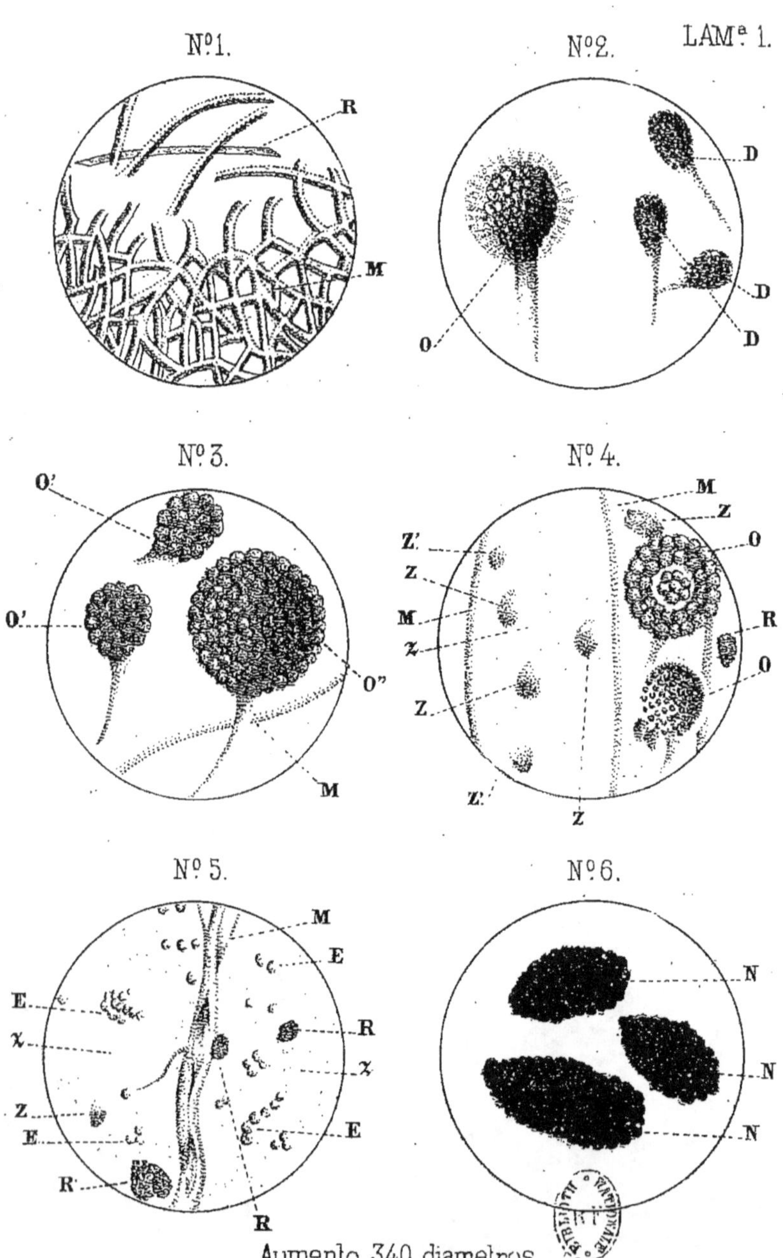

Aumento 340 diametros.

PLANCHE 1.

PÉRONOSPORÉE.

340 Diamètres.

Nᵒ 1.

Reseau du mycélium.

M.—Mycélium.
R.—Tube du mycélium de couleur rouge.

Nᵒ 2.

Fructification.

D. D. D.—Dilatations terminales de quelques tubes du mycélium.
O.—Oogone en voie de développement.

Nᵒ 3.

Oogones.

M.—Tube du mycélium.
O′ O′—Oogones en croissance.
O″—Oogone mûr.

Nᵒ 4.

Éléments de la péronosporée auxquels on a ajouté une goutte d'eau.

M. M.—Tubes du mycélium.
O. O.—Oogones desquels se sont detachés un plus ou moins grand nombre de zoosporanges.
Z. Z. Z.—Zoosporanges conttenant des zoospores.
Z. Z. Z.—Zoospores qui, sous l'inffluence de l'eau, sont sorties des sacs.
R.—Corps ressemblant à l'aventurine.

N.º 5.

*Une goutte des sédiments d'une urine provenant d'un malade
de fièvre jaune.*

M.—Tube du mycélium.

Z. Z. Z.—Zoospores.

Z.—Sac d'un zoosporange.

E. E. E.—Spores provenant de l'accouplement de deux zoospores.

R. R. R.—Corps ressemblant à l'aventurine.

N.º 6.

Coloration noire des éléments du champignon vieillis.

N. N. N.—Oogones vieillis.

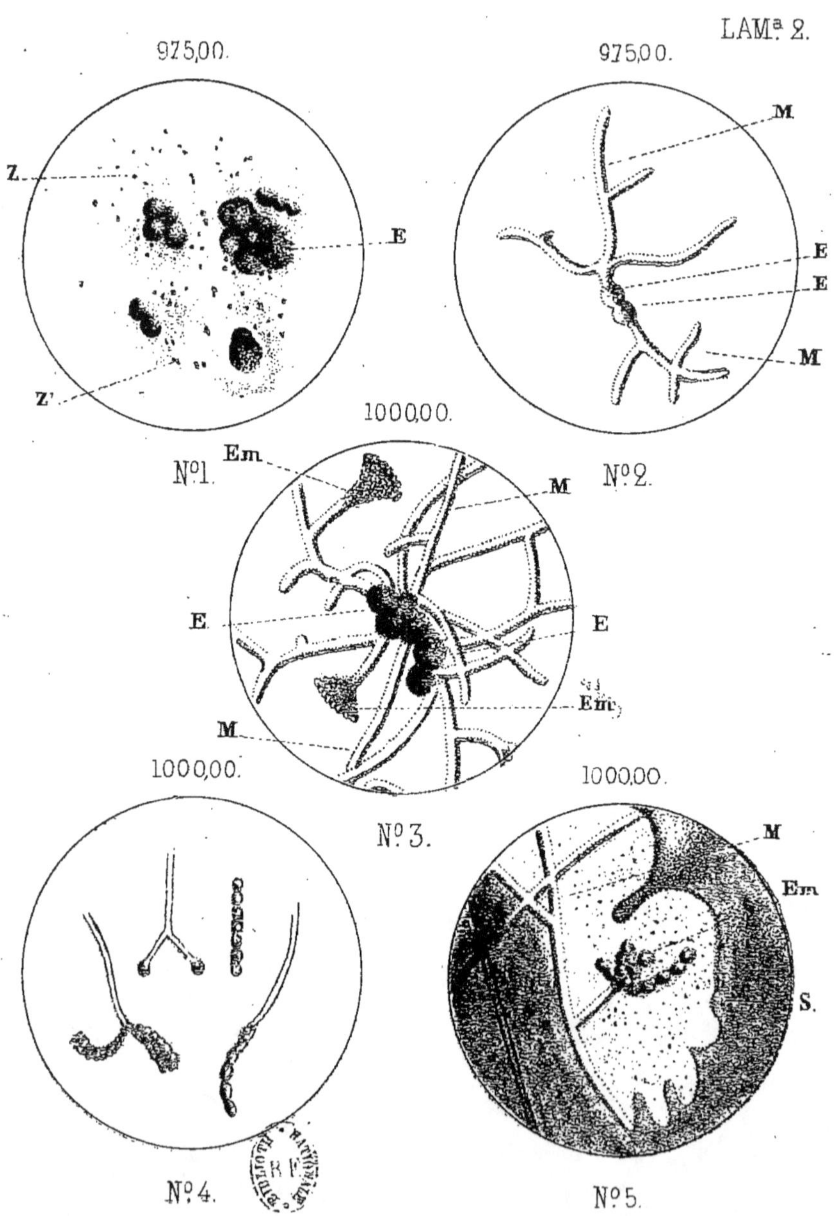

LAMª 2.
975,00.
975,00.
Z
E
Z'
M
E
E
M
Nº 1.
Nº 2.
100,00.
Em
M
E
E
M
Em
Nº 3.
1000,00.
1000,00.
M
Em
S.
Nº 4.
Nº 5.

PLANCHE 2.

MUCÉDINÉE.

Nᵒ 1.

Sédiments d'urine d'un malade de fièvre jauae.

Z. Z.—Zoospores en voie d'accouplement et de différents grandeurs.
E.—Spores de la péronosporée.

Nᵒ 2.

Spores de la péronosporée en voie de germination.

E. E.—Spores.
M. M.—Tubes du mycélium.

Nᵒ 3.

Mucédinée développée dans les sédiments des urines.

E. E.—Spores de la péronosporée.
M. M.—Mycélium.
Em. Em.—Fructification de la mucédinée.

Nᵒ 4.

Manière de se faire la sporification de la mucédinée.

Nᵒ 5.

Mucédinée qui se développe dans le sang des malades de fièvre jaune.

S.—Sang.
M.—Mycélium.
Em.—Spores de la mucédinée.

ERRATA.

Première Leçon.

Page 20, ligne 27, au lieu de *cirrhoses ordinaires,* lisez *cirrhoses vulgaires.*

Page 23, ligne 21, lisez: *Rappelez-vous enfin cette douleur intense des lombes.*

Deuxième Leçon.

Page 46, ligne 16, au lieu de *mais vous apercevez,* lisez: *et que vous apercevez.*

Page 47, ligne 7, au lieu de *plus intense,* lisez: *moins intense.*

Page 47, ligne 22, au lieu de *mais aussi dans la sérosité des vésicules,* lisez: *mais aussi dans la sérosité des vésicatoires et dans celle qui humecte..........*

Troisième Leçon.

Page 50, ligne 6, au lieu de *vésicules,* lisez: *vésicatoires.*

Quatrième Leçon.

Page 68, Note, ligne 10, au lieu de *de couleur légèrement rougeâtre,* lisez: *de couleur jaune, légèrement rougeâtre.*

Cinquième Leçon.

Page 101, ligne 23, au lieu de *vaciosités,* lis. *varicosités.*

Page 103, ligne 17, au lieu de *pathologie,* lis. *patogénie.*

Septième Leçon.

Page 127, ligne 16, au lieu de *à ces différentes espèces*, lis. *à différentes espèces.*

Dixième Leçon.

Page 190, ligne 20, au lieu de *l'endémie*, lis. *l'épidémie.*

Onzième Leçon.

Page 218, Note, ligne 27, au lieu de *médicamentation*, lis. *médication.*

Page 221, ligne 8, au lieu de *aux nouvelles attaques*, lis. *aux attaques.*

Page 221, ligne 29, au lieu de *le germe générateur*, lis. *le germe.*

Appendice.

Page 270, ligne 19, au lieu de *Jauvier*, lis. *Janvier.*

Page 276, ligne 1re., au lieu de *On voit, de plus*, lis. *On voit, de plus.*

TABLE DES MATIÈRES.

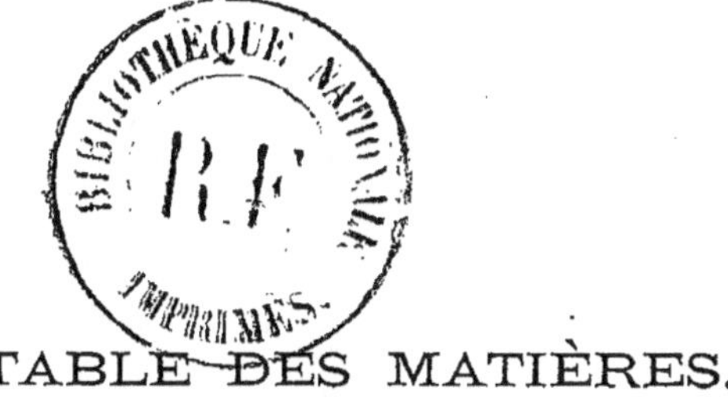

	Pages.
Dédicace	III
Réponse	V
Prologue	VII
Première leçon	13
Deuxième leçon	31
Troisième leçon	49
Quatrième leçon	65
Cinquième leçon	85
Sixième leçon	105
Septième leçon	125
Huitième leçon	147
Neuvième leçon	168
Dixième leçon	181
Onzième leçon	203
Douzième leçon	225
Appendice	263
Coloration de la zoospore	291

www.ingramcontent.com/pod-product-compliance
Lightning Source LLC
LaVergne TN
LVHW050208030726
842520LV00002B/439